AF588654

LA

CURE DE DIURÈSE

PAR LE

Docteur CHARLES RICARD-POMARÈDE

LAURÉAT DE LA FACULTÉ DE MÉDECINE
EX-INTERNE P. DES HOPITAUX DE MONTPELLIER
(CLINIQUE DES MALADIES DES VOIES URINAIRES)
MÉDECIN-CONSULTANT A CAPVERN

PARIS
LIBRAIRIE J.-B. BAILLIÈRE ET FILS
19, RUE HAUTEFEUILLE, 19

—

1920

LES ACTUALITÉS MÉDICALES

1re série : Chaque vol. **2 fr. 50**

Apert. *Les Enfants retardataires.*
— *La Goutte et son traitement.*
Auvray. *Diagnostic de l'appendicite.*
Barbier et Ulmann. *La Diphtérie.*
Bernard. *Le Pneumothorax artificiel.*
Bordier. *Les Rayons X et les Rayons N.*
Bouffe de Saint-Blaise. *Les Auto-intoxications de la grossesse.*
Braquehaye. *La Gastronomie.*
Brouardel. *Les Accidents du travail,* 2e éd.
Carles. *Les Fièvres paratyphoïdes.*
Carnot. *Les Régénérations d'organes.*
Cathelin. *Le Cloisonnement vésical.*
Cerné et Delaforge. *La Radioscopie clinique de l'estomac.*
Chantemesse et Borel. *Mouches et Choléra.*
— *Moustiques et Fièvre jaune.*
Chavanne. *Le Traitement de la Surdité.*
Claude. *Cancer et Tuberculose.*
Collet. *L'Odorat et ses troubles.*
Crémieu. *Radiothérapie dans les maladies du sang.*
Dausset. *La Chaleur et le Froid en thérapeutique.*
Deny et Camus. *Les Folies intermittentes.*
Deny et Roy. *La Démence précoce.*
Dopter. *La Méningite cérébro-spinale.*
Enriquez et Sicard. *Les Oxydations de l'organisme.*
Fraikin. *Déséquilibre du ventre et névropathies consécutives.*
Garel. *Le Rhume des foins.*
Gastou. *L'Ultramicroscope,* 2e édit.
— *Les Maladies du cuir chevelu,* 3e édit.
— *Hygiène du visage,* 2e édit.
Gaultier. *Exploration du tube digestif.*
— *Calculs biliaires et pancréatites.*
— *Les Dilatations de l'estomac.*
— *Les Opsonines,* 2e édit.
Gilbert et Lion. *La Syphilis de la moelle.*
Gilles de la Tourette. *Les Myélites syphilitiques.*
Gley. *Les Sécrétions internes.*
Gouget. *L'Artériosclérose et son traitement,* 2e édit.
Grasset et Rimbaud. *Diagnostic des maladies de la moelle,* 4e édit.
— *Diagnostic des mal. de l'encéphale,* 3e édit.
Guisez. *Trachéo-bronchoscopie et Œsophagoscopie.*
Horand. *Syphilis et cancer.*
Jaubert. *La Pratique héliothérapique.*
Keim. *Médications nouvelles en obstétrique.*
Labbé (M.). *Le Cytodiagnostic,* 2e édit.
— *Le Sang,* 2e édit.
Laignel-Lavastine et Courbon. *Les Accidentés de la guerre.*
Lannois et Porot. *Les Thérapeutiques récentes dans les maladies nerveuses.*
Laroche, Richet fils, Saint-Girons. *L'Anaphylaxie alimentaire.*
Legueu. *Le Rein mobile.*
Le Moignic et Sézary. *Le Lipovaccin.*
Le Noir. *L'Obésité et son traitement.*
Lépine. *Le Diabète,* 2 vol., 2e édit.
Lévy et Baudouin. *Les Névralgies.*
Lippmann. *Le Pneumocoque.*
Marfan. *Le Rachitisme.*
Maubau. *L'Arthritisme.*
— *L'Acétonurie et son traitement.*
Méry. *La Vaccination antityphoïdique.*
Milian. *Traitement de la syphilis par le 606,* 2e édit.
Minet et Leclercq. *L'Anaphylaxie.*
Mosny. *La Protection de la santé publique.*
Mouchet. *Chirurgie intestinale d'urgence.*
Nattan-Larrier. *Les Médications préventives.*
Oppenheim et Lœper. *La Médication surrénale.*
Péhu. *L'Alimentation des enfants malades.*
Pousson. *Traitement chirurgical des néphrites médicales.*
Raimondi. *Puériculture et pouponnières.*
— *L'Allaitement.*
Réchou. *Radiographie et radioscopie.*
Régis et Verger. *La Paralysie générale traumatique et les Accidents du travail.*
Régnier. *La Mécanothérapie.*
— *Radiothérapie et photothérapie.*
Riche. *Les États neurasthéniques.*
Roux (J.). *Les Névroses traumatiques.*
Sacquépée. *Les Empoisonnements alimentaires.*
Sainton et Delherm. *Les Traitements du goitre exophtalmique.*
Sézary. *Tuberculinothérapie et sérothérapie antituberculeuse.*
Uteau. *La Petite Chirurgie urinaire.*
Vaquez et Aubertin. *Traitement des anémies.*
Wickham et Degrais. *Le Radium dans le traitement du cancer.*
Widal et Javal. *La Cure de déchloruration,* 2e édit.
Zimmern. *La Fulguration.*
Zimmern et Turchini. *Courants de haute fréquence et d'Arsonvalisation.*

Ajouter 10 0/0 pour frais de port et d'emballage.

LA
CURE DE DIURÈSE

PAR LE

Docteur CHARLES RICARD-POMARÈDE

LAURÉAT DE LA FACULTÉ DE MÉDECINE
EX-INTERNE P. DES HOPITAUX DE MONTPELLIER
(CLINIQUE DES MALADIES DES VOIES URINAIRES)
MÉDECIN-CONSULTANT A CAPVERN

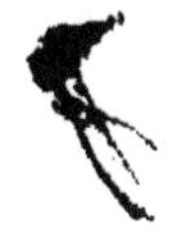

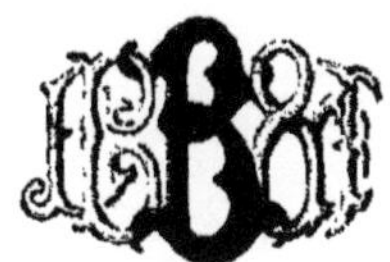

PARIS
LIBRAIRIE J.-B. BAILLIÈRE ET FILS
19, RUE HAUTEFEUILLE, 19

1920

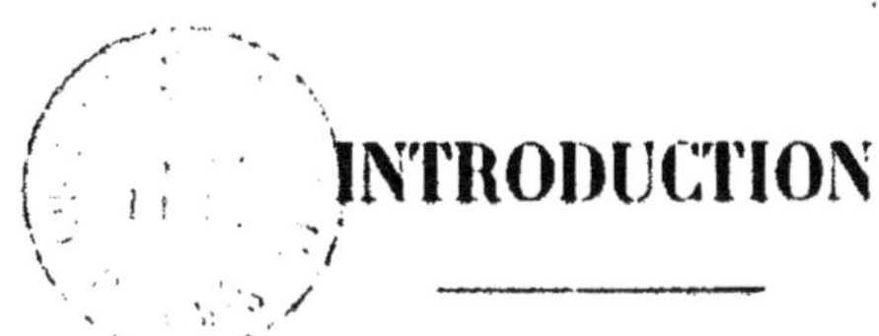

INTRODUCTION

Nous pensons faire œuvre utile en publiant ce travail. Les nombreuses difficultés que nous rencontrons dans notre pratique de médecin hydrologue, nous font regretter que les malades ne soient pas mieux instruits sur les dangers auxquels ils s'exposent en se traitant d'une façon empirique.

Les médecins traitants, aussi soucieux que nous du bon résultat thérapeutique des cures de diurèse, sont vraiment qualifiés pour nous aider dans notre tâche. Eux, plus que nous, possèdent la confiance qui sait susciter une discipline stricte pour l'application des traitements.

Aussi ce livre s'adresse-t-il aux médecins traitants. Ils y verront le désir de leurs confrères, médecins hydrologues, d'obtenir les meilleurs résultats de nos cures en analysant les divers syndromes rénaux et extra-rénaux et en tirant de leur étude des conclusions intéressantes.

LA
CURE DE DIURÈSE

I. — SYNDROMES RÉNAUX, CARDIO-RÉNAUX ET HÉPATO-RÉNAUX

1. — Diurèse normale.

Elle a été la préoccupation d'un grand nombre d'auteurs.

En 1877 et 1878, on retrouve dans le bulletin de la Société de Biologie, une étude de Picard et de Paul Bert indiquant des variations horaires dans l'élimination de l'urine et de l'urée. On noterait : un minimum d'excrétion : 1° de minuit à cinq heures du matin; 2° avant le repas de midi; 3° de deux à cinq heures de l'après-midi. — Les maxima s'intercaleraient entre ces diverses périodes.

En 1883, Darier signale que l'urée est excrétée en moins grande quantité pendant la nuit et en plus grande quantité de cinq à six heures après les repas. Pour lui, le volume des urines est sous la dépendance de l'alimentation.

En 1887, Gley et Richet ont continué cette étude et sont arrivés aux conclusions suivantes : la quantité d'urine dépend de l'alimentation, les liquides sont très rapidement éliminés après leur ingestion (une heure après environ), l'urée est excrétée trois à quatre heures après les repas et le volume des urines nocturnes est manifestement inférieur au volume des urines diurnes.

Huit ans après, Roger vérifiait la supériorité de l'excrétion diurne sur l'excrétion nocturne. Pour lui, cependant, l'alimentation n'a pas une influence aussi marquée et le type de la diurèse normale est le suivant :

Après le lever : augmentation du volume d'urine.

Immédiatement après le repas de midi : diminution du volume d'urine.

Une heure après le repas de midi : augmentation du volume d'urine.

Avant le repas du soir : diminution du volume d'urine.

Après le repas du soir : augmentation du volume d'urine.

Deux heures après le repas du soir : diminution du volume d'urine jusqu'au lever.

En 1899, Chauffard et Castaigne, ont trouvé les mêmes variations : les maxima d'excrétion de l'urée coïncidant avec les maxima d'élimination de l'urine.

Laspeyres a étudié en 1900, le rapport existant entre la quantité diurne et nocturne, il l'a trouvé égal à :

$$\frac{Qd}{Qn} = \frac{100}{50}$$

L'année suivante, Balthazard écrivait : « l'influence des repas se manifeste nettement, les maxima de volume d'urine, de quantité d'urée se placent trois à quatre heures après le repas de midi et celui de huit heures du soir. »

Plus récemment, Lereboullet et M. Ménard ont montré que, chez les individus travaillant la nuit, le rythme urinaire est inverse; dans ce cas, le minimum d'excrétion se trouve dans la journée.

En 1903, Péhu, s'appuyant sur les recherches de

Roger, Boucher, Waller, Lloyd Jones, Reink et sur ses observations personnelles est arrivé à ces conclusions : l'urine de nuit est plus dense ; l'excrétion d'urée par heure, est moindre de 25 centigrammes de ce qu'elle est à l'état de veille ; la richesse totale du chlorure de sodium varie peu dans les 24 heures. — Il attribue ces modifications de l'excrétion au ralentissement des combustions organiques pendant la nuit.

Enfin, plus récemment encore, Vaquez et Cottet ont trouvé le rapport de la quantité d'urine nocturne à la quantité d'urine diurne, ou rapport nycthéméral égal au tiers.

2. — Lois de la diurèse.

L'hydrurie est sous la dépendance de trois facteurs : 1° la contraction cardiaque ; 2° la viscosité sanguine ; 3° le calibre des vaisseaux filtrants du rein.

1° ***La contraction cardiaque.*** — Seule la pression différentielle (Mx — Mn) permet de l'apprécier avec exactitude.

Débit hydrurique H et pression différentielle P sont donc fonction l'un de l'autre et il est possible d'établir un rapport $\frac{H}{P}$ « qui traduit le rendement du robinet rénal par centimètre cube de pression différentielle. » (Martinet). C'est le rapport sphygmohydrurique de Martinet dont le coefficient est normalement égal à 0,25 à 0,[illegible]

$$\frac{H}{P} = \frac{1500}{6} = 0{,}25 - \frac{H}{P} = \frac{1400}{5} = 0{,}28$$

En d'autres termes : un rein sain a un débit normal de 1/4 de litre par centimètre de pression différentielle.

Voyons comment se comportent ces trois facteurs : pression différentielle, débit hydrurique et rapport sphygmohydrurique dans les deux exemples suivants :

Ex. 1 : *Sclérose cardio-rénale* : $H = 1900$ $P = 11$ $\frac{H}{P} = 0,172$

Ex. 2 : *Asystolique* : $H = 300$ $P = 2,5$ $\frac{H}{P} = 0,120$

Ces deux cas permettent d'affirmer : 1° le rendement rénal (traduit par le rapport sphygmohydrurique) est notablement inférieur à un quart de litre; 2° le débit hydrurique varie dans le même sens que la pression différentielle.

2° *La viscosité sanguine*. — Elle est normalement égale à 4,3.

La pression différentielle P étant l'expression véritable de l'énergie cardiaque, on peut établir entre elle et la viscosité sanguine V un rapport $\frac{P}{V}$ ou rapport sphygmoviscosimétrique de Martinet, dont l'importance nous apparaîtra nettement avec les exemples précédents.

Ex. 1 : *Sclérose cardio-rénale* $P = 11$ $V = 4$ $\frac{P}{V} = 2,7$ $H = 1900$

Ex. 2 : *Asystolique* $P = 2,5$ $V = 4,5$ $\frac{P}{V} = 0,55$ $H = 300$

Sujet normal : $P = 6$ $V = 4,3$ $\frac{P}{V} = 1,3$ $H = 1500$

D'où nous pouvons conclure : débit hydrurique H et rapport sphygmoviscosimétrique $\frac{P}{V}$ varient dans le même sens — débit hydrurique et viscosité sanguine varient en sens inverse.

3° ***Le calibre des vaisseaux filtrants du rein.*** — Le rein, quant à l'excrétion, pouvant être assimilé à un filtre, on est en droit, semble-t-il, d'appliquer à la circulation rénale les deux lois :

a) La quantité de liquide filtré est proportionnelle à la quantité de liquide passant dans le filtre;

b) Le volume V d'un liquide, de viscosité V, débité dans l'unité de temps, par un conduit capillaire *l*, de section S, sous pression P est donné par la formule de Poiseuille :

$$V = \frac{1}{8\pi l} \cdot \frac{P}{V} S^2$$

Dans laquelle : V représente le débit hydrurique H, L la longueur des vaisseaux filtrants rénaux (qui paraît être constante, de sorte que le terme $\frac{1}{8\pi l}$ peut être désigné par γ), P la différence de pression entre les deux extrémités du tube filtrant (c'est-à-dire ici la tension artériolaire et la tension veineuse, elle est représentée, en somme, par la tension différentielle), V la viscosité (nous est donnée par le viscosimètre), S^2 le carré de la surface de la section des capillaires rénaux.

La loi générale de la diurèse peut donc se formuler :

$$H = \gamma \frac{P}{V} \times S^2 \text{ ou débit hydrurique} =$$

$$\frac{\text{pression différentielle}}{\text{viscosité sanguine}} \times \frac{2}{\text{section des artérioles rénales}}$$

Cette loi permet de calculer le calibre des vaisseaux rénaux :

$$S^2 = \frac{1}{\gamma} \frac{H}{P} V$$

γ étant une constante, on peut dire que le calibre des vaisseaux rénaux est proportionnel au produit du coefficient sphygmohydrurique par la viscosité sanguine. C'est le rapport sphygmorénal de Martinet :

$$\frac{2}{\text{section des artérioles rénales}} = \frac{\text{Débit hydrurique}}{\text{pression différentielle}} \times \text{viscosité sanguine} = 1{,}2$$

Il varie suivant le calibre des vaisseaux filtrants :

Sujet normal : H = 1400 P = 5 V = 4,3

$$\frac{H}{P} = 0{,}28 \quad \frac{H}{P} \times V = 1{,}2$$

Sclérose cardio-rénale : H = 190 P = 11 V = 4

$$\frac{H}{P} = 0{,}172 \quad \frac{H}{P} \times V = 0{,}6$$

Dans notre exemple de sclérose cardio-rénale, le débit rénal baisse au dessous d'un quart de litre par centimètre cube de pression différentielle et le rapport sphygmorénal accuse une baisse identique.

Les rapports sphygmohydrurique et sphygmorénal permettent donc de porter avec certitude le diagnostic de sclérose rénale.

3. — Lois de la sécrétion rénale.

En 1906, Albarran et son Maître Guyon, énonçaient les deux lois fondamentales suivantes :

I. — Le rein malade a un fonctionnement beaucoup plus constant, beaucoup plus uniforme que le rein sain et sa fonction varie d'autant moins, d'un moment à l'autre, que son parenchyme est plus détruit.

II. — Lorsqu'une cause temporaire quelconque vient stimuler le fonctionnement rénal, la suractivité fonctionnelle qui en résulte pour le parenchyme du rein est toujours plus marquée du côté sain que du côté malade.

Ces deux lois ont permis aux spécialistes d'étudier le rein en période de fonctionnement provoqué, à l'état dynamique. Il n'est pas sans importance, on le conçoit, de savoir comment le rein se comportera en présence d'une quantité de liquide introduite dans l'organisme. La rapidité plus ou moins grande avec laquelle se fait son élimination (mis à part tous les facteurs extra-rénaux qui mettent obstacle à sa facile progression jusqu'au rein), mesure avec toute la valeur d'une expérience positive, sa capacité fonctionnelle et son intégrité anatomique.

Les derniers travaux de M. Chabanier, inspirés par Ambard, viennent jeter un jour intéressant sur la sécrétion rénale. Il nous paraît indispensable de les résumer dans ce livre, qui voudrait être la synthèse de la cure de diurèse. Ils semblent de nature à ouvrir des horizons nouveaux allant, sur certains points, à l'encontre des théories admises jusqu'ici.

D'après M. Chabanier, l'excrétion des substances à travers le rein se fait d'une façon différente pour chacune d'elles. Il faut considérer :

1° **Les substances diffusées**, passant dans l'urine au taux même où elles se trouvent dans le sang. Ces substances (ni concentrées ni sécrétées par le rein) comprennent notamment : les alcools éthyliques, méthyliques, propyliques, l'éther acétique, l'acétone et le chloroforme.

2° **Les substances sans seuil d'excrétion**, s'éliminant tant qu'il en reste une quantité, si faible soit-elle, dans le sang, comme : l'urée et l'ammoniaque.

3° **Les substances à seuil d'excrétion** : s'éliminant quand leur teneur dans le sang est supérieure à un certain taux. Ce sont, par exemple : la glycérine, le glucose, le chlore.

Il existe pour toutes ces substances (à l'exception cependant des substances dites diffusées), une constante entre leur rapport dans le sang et leur débit dans l'urine. Elle est identique à la constante uréo-sécrétoire à la condition que les débits des différentes substances soient recalculés pour des concentrations étalons isotoniques entre elles.

Les seuils peuvent varier :

Pour le chlore, le seuil est : 1° variable d'un sujet à l'autre et chez le même sujet par suite de la richesse en chlore du régime, par suite, aussi, de l'influence des repas; 2° abaissé notablement par la théobromine ou l'ingestion de brome.

Pour le glucose, le seuil est abaissé : par l'introduction de glucose dans l'organisme, par une piqûre de la partie supérieure de la moelle, par l'action de la phloridzine, par l'action de diverses autres substances comme les extraits glandulaires et le sublimé (en injection intra-veineuse), le nitrate d'urane et le chromate de potasse (en injection sous-cutanée).

Tout porte à croire qu'il existe un seuil de l'eau et une constante aquo-sécrétoire. M. Chabanier a recherché le mécanisme des polyuries consécutives à l'ingestion d'eau chez les sujets dont les urines étaient recueillies de demi-heure en demi-heure et dont l'hydrémie était évaluée sur le sang dans l'intervalle des sondages. — Les faits suivants se sont dégagés de ses expériences : La vitesse de circulation du sang varie peu, alors que les débits urinaires varient dans de grandes proportions (déjà observé par Lamy et Meyer). — Les plus grands débits ne correspondent pas aux teneurs de sérum en eau les plus fortes, mais le plus souvent, au contraire, à une diminution de l'hydrémie.

La polyurie expérimentale serait donc due à l'abaissement du seuil de l'eau : « Aussitôt après l'ingestion, on observe une augmentation passagère en eau du sérum, puis quand l'hydrémie est revenue à sa valeur initiale ou même lui est devenue inférieure, la polyurie s'établit, polyurie à laquelle nous avons admis que correspond un abaissement du seuil de l'eau. Nous proposons donc l'explication suivante du seuil de l'eau : l'ingestion de l'eau détermine une augmentation de la teneur en eau du sérum qui, à son tour, provoque l'abaissement du seuil de l'eau. Cette explication est donc analogue à celle que nous avons proposée avec Ambard et Onell pour l'abaissement du seuil du chlore à un régime riche en chlore. » (M. Chabanier).

M. Chabanier ayant observé, chez plusieurs sujets, une augmentation de volume urinaire, sans modification de l'hydrémie, après ingestion de théobromine, pense que cette augmentation résulte d'un abaissement du seuil de l'eau. Il est permis de se demander si les eaux diurétiques n'ont pas un pouvoir analogue.

4. — Syndrome azotémique.

Normalement, l'alimentation riche en substances azotées augmente la concentration de l'urée sanguine, mais il y a augmentation parallèle de l'excrétion uréique urinaire. Quand l'excrétion atteint le taux de la formation d'urée dans l'organisme, le niveau de l'urée sanguine cesse de s'élever et l'organisme est en équilibre azoté. Si l'absorption d'azote diminue, l'urée est d'abord excrétée en plus grande quantité qu'elle n'est formée jusqu'à production d'une chute du taux de l'urée sanguine; puis l'excrétion se met en balance avec la formation pour rétablir l'équilibre azoté. Kornblum, Achard et Paisseau ont montré que certains brightiques, après absorption d'un surcroit d'albuminoïdes ou d'urée, accusaient au début un déficit dans l'élimination de l'urée, mais que l'équilibre finissait par s'établir.

L'urée ne s'accumule donc pas d'une façon continuelle dans l'organisme. Il y a une teneur du sang en urée, un indice de rétention uréique (Widal) qui peut varier d'un individu à l'autre et chez le même individu. Par exemple, un individu ayant un gramme d'urée pour une absorption de 100 grammes d'albuminoïdes, posséderait un indice plus faible que le brightique avec cette même quantité pour une absorption de 30 ou 40 grammes d'albuminoïdes seulement par jour. Quelquefois la teneur du sang en urée paraît normale alors qu'il y a rétention uréique. Il en était ainsi pour une malade de Widal qui avait 0 gr. 36 d'urée pour une absorption de 28 grammes d'albuminoïdes.

D'une façon générale, une rétention de 0,50 à 1 gramme d'urée par litre de sang est d'un pronostic mauvais mais non toujours fatal, une rétention de 1 à 2 grammes entraîne ordinairement la mort dans l'année, au-dessus de 2 grammes, la mort se produit à brève échéance. Son accumulation ne peut guère dépasser 5 grammes (Widal a cependant enregistré

6 gr. 25 chez une malade deux heures avant la mort). La même quantité d'urée se retrouve dans le liquide céphalo-rachidien et les sérosités pathologiques : œdèmes, hydrothorax et ascite.

Le syndrome azotémique se caractérise par des troubles gastro-intestinaux : vomissements, diarrhée, quelquefois ulcérations buccales et intestinales; par de la prostration et de la torpeur. Aux périodes ultimes on peut observer la cachexie, causée par une fonte musculaire.

Plusieurs méthodes ont été préconisées pour apprécier la rétention azotée : épreuve de l'azoturie alimentaire d'Achard et Paisseau; étude de la concentration maxima dans l'urine de Legueu, Ambard et Chabanier; étude de l'indice de rétention uréique de Widal; dosage de l'urée du sang ou du liquide céphalo-rachidien; constante uréo-sécrétoire d'Ambard. Mais pour que cette constante soit valable, il faut que « les trois éléments qui entrent en jeu : urée, concentration et débit, puissent jouer simultanément et librement. Dans certaines circonstances, cette condition cesse d'être remplie, par exemple lorsque chez un sujet donné, par suite d'une diminution importante de la diurèse, la concentration de l'urée, augmentant progressivement, atteint la valeur limite qu'elle ne peut dépasser chez le sujet en question et qui est la concentration maxima; dès que la concentration maxima est atteinte, si l'oligurie persiste et à un degré suffisant, toute l'urée fabriquée par le sujet ne peut être éliminée librement » (Chabanier). Pour fixer les idées, supposons un sujet se trouvant en équilibre azoté pour une élimination ordinaire d'un litre d'urine. Si l'élimination devient inférieure à un litre, une certaine quantité d'urée va être retenue dans l'organisme et elle tendra à s'élever incessamment. La mort peut survenir en ce moment, mais tout peut rentrer dans l'ordre normal grâce à une diurèse supérieure à un litre.

La cure de diurèse, on le comprend, en stimulant un meilleur fonctionnement rénal, s'oppose aux rétentions uréiques.

5. — Syndrome chlorurémique.

La chlorurémie s'observe surtout dans les néphrites chroniques et se traduit par des œdèmes. Or la seule apparition de ces œdèmes, chez les brightiques, est la démonstration nette de la chlorurémie car « seuls, de toutes les substances retenues par le rein, les chlorures sont hydropigènes » (Widal et Lemierre).

Mais l'absence de l'œdème n'est pas un signe de non chlorurémie. Il est prouvé, en effet, qu'il n'y a jamais rétention complète des chlorures chez les brightiques faisant de la rétention chlorurée. Une faible quantité est toujours éliminée et si l'apport quotidien de chlorure de sodium est inférieur à cette élimination, aucun accident ne se produira.

L'accumulation des chlorures et l'hydratation de l'organisme se traduisent par le préœdème (Widal), caractérisé par l'infiltration interstitielle et l'hydrémie. Il est antérieur à l'œdème et c'est lui qui engendre : l'hydrothorax, la pleurésie, la bronchite albuminurique, les œdèmes passifs du poumon, les vomissements, la diarrhée aqueuse, la céphalée, les crises éclamptiques, le coma, la respiration de Cheyne-Stokes, les idées délirantes, l'amblyopie.

Tous ces accidents sont évités par la cure de déchloruration qui permet au rein de récupérer sa perméabilité au chlorure de sodium.

Achard et ses élèves ont montré que la rétention chlorurée peut marcher de pair avec l'hypochlorurie, la diminution du taux des chlorures dans le sang et le seuil d'élimination d'Ambard. Ces faits, en apparence contradictoires avec ce qui précède, s'expliquent si on admet que la rétention chlorurée « procède d'un double mécanisme : 1° d'une part elle est subordonnée à un mécanisme d'équilibre humoral extra-rénal, bien mis en évidence par Achard et ses élèves, une quantité donnée de sel retenu dans l'organisme fixe automatiquement une quantité correspondante d'eau, conformément aux lois bien connues de l'isotonie ; 2° elle peut être subordonnée à un mécanisme de rétention physique rénal indépendant de la rétention chlorurée et commandé par la sclérose et l'imperméabilité relative du filtre glomérulaire. La disjonction ou, au contraire, la combinaison en proportions variables de ces deux processus peut, à notre avis, expliquer ces faits de rétention chlorurée avec hypochlorémie et concilier les deux thèses rénale et extra-rénale de la rétention chlorurée qui renferment chacune leur part de vérité » (Martinet).

La cure de diurèse est particulièrement indiquée chez les malades en instance de rétention chlorurée. Chaque jour, nous enregistrons des décharges considérables de chlorures.

En voici un exemple :

17 aout 1919	8 gr. 33	5 septembre	14 gr. 28
23 —	10 gr.	6 —	16 gr. 66
29 —	12 gr. 50	7 —	20 gr.
30 —	14 gr. 28	8 —	14 gr. 28

31 —	16 gr. 66	9 —	14 gr. 28
1er septembre	16 gr. 66	10 —	9 gr. 09
2 —	16 gr. 66	11 —	11 gr. 11
3 —	14 gr. 28	12 —	10 gr.
4 —	20 gr.		

6. — Hyperperméabilité rénale.

Lorsqu'on établit systématiquement le coefficient sphygmohydrurique, on constate qu'il s'élève, dans certains cas, bien au-dessus de la normale. On se trouve en présence d'une hyperperméabilité rénale, sur laquelle Martinet a appelé l'attention. Elle est caractérisée par une polyurie assez accentuée et une tension différentielle normale ou subnormale.

En voici deux simples constatations observées parmi mes malades. L'une d'elles avait 0 gr. 25 d'albumine; elle émettait de 9 h. du soir à 9 h. du matin 982 gr. d'urine, de 9 h. du matin à 9 h. du soir 1.110 gr. d'urine, ce qui donnait un rapport nycthéméral de $\frac{982}{1110} = 0,88$.

La maxima étant de 14 et la minima de 9, le rapport sphygmohydrurique de Martinet égalait :

$$\frac{982 + 1110}{14 - 9} = \frac{2092}{5} = 0,418$$

La polyurie expérimentale, en position couchée, faite dès l'arrivée à Capvern donna :

A huit heures : évacuation de la vessie,
A 8 h. 30 : émission de 50 gr. d'urine.
Absorption de 400 gr. d'eau de Capvern.
A 9 h. : émission de 255 gr. d'urine.
A 9 h. 30 : — — 220 gr. —
A 10 h. : — — 95 gr. —

Ce qui donnait un coefficient d'élimination (voir plus loin) : $K = \frac{620}{520} = 1,19$.

A son départ de Capvern cette malade avait :

comme coefficient d'élimination : $K = \frac{545}{520} = 1,04$

rapport nycthéméral : $\frac{1005}{1425} = 0,70$

rapport sphygmohydrurique : $\frac{2430}{5} = 0,486$

Chez l'autre, on notait des angines se produisant jusqu'à l'âge de 30 ans, deux et même trois fois par an et dont la dernière s'était compliquée d'abcès périamygdaliens. Une analyse d'urine, faite peu de temps après cette dernière crise, révélait la présence de 0 gr. 30 d'albumine et des traces indosables de sucre.

A son arrivée à Capvern, la maxima était de 15, la minima de 9, l'urine renfermait des traces indosables de sucre et d'albumine.

La polyurie expérimentale, en position couchée, donna :

A 8 h. : évacuation de la vessie.
A 8 h. 30 : émission de 40 gr. d'urine.
Absorption de 400 gr. d'eau de Capvern.
A 9 h. : émission de 200 gr. d'urine.
A 9 h. 30 : — — 180 gr. —
A 10 h. : — — 150 gr. —

Le coefficient d'élimination était donc égal à :

$$K = \frac{570}{520} = 1,09.$$

Le rapport nycthéméral était : $\frac{1065}{1090} = 0,97$

Le rapport sphygmohydrurique : $\frac{3155}{6} = 0,525$

La malade a interrompu son traitement douze jours après et il me fut impossible de contrôler les résultats de la cure.

7. — Hypertensions.

On peut se trouver en présence de deux cas :

A. **Goutteux** : $H = 2100$ $P = (18 - 10)8$ $V = 6,2$

$$\frac{H}{P} = 0,260 \quad \frac{P}{V} = 1,2 \quad \frac{H}{P} \times V = 1,6$$

Tout les rapports sont normaux, mais la viscosité sanguine est nettement surnormale. C'est elle qui cause l'hypertension.

B. **Sclérose artério-rénale** :

$$H = 1500 \quad P = (22 - 9)\ 13 \quad V = 4,1$$

$$\frac{H}{P} = 0,100 \quad \frac{P}{V} = 3,1 \quad \frac{H}{P} \times V = 0,48$$

Tout les rapports sont anormaux, la viscosité est subnormale. L'hypertension est due ici à la sclérose.

Dans le premier cas, le cœur aura à déployer une force de contraction plus considérable pour faire mouvoir un sang dont la concentration est très élevée : l'hypertension est uniquement fonctionnelle. Dans le deuxième cas, le sang, de concentration normale ou subnormale, passe rapidement dans les vaisseaux sous l'influence de la contraction cardiaque. Mais arrivé à la surface filtrante du rein, il se trouve en présence de vaisseaux sclérosés qui lui offrent un barrage très difficilement franchissable. Il y a lutte entre la contraction cardiaque et le barrage rénal : ici l'hypertension est lésionnelle.

Si donc on applique aux hypertendus « les méthodes d'exploration rénale, on peut se trouver, pour une symptomatologie identique, en présence de deux cas contraires : ou la perméabilité rénale est conservée ou la perméabilité rénale est diminuée » (Léon Bernard).

Les hypertendus, à perméabilité satisfaisante, sont ordinairement des arthritiques : lithiasiques ou goutteux. Ce sont de gros mangeurs qui surmènent leur estomac. Ils ont, plus que tous autres, besoin d'entraîner les produits toxiques qu'ils fabriquent et ils ne peuvent obtenir ce résultat qu'en absorbant d'assez grandes quantités d'eau. Très souvent leur hypertension baisse sous l'influence de la cure de diurèse. Vaquez et Cottet citent le cas d'une femme de 65 ans hypertendue, dans les antécédents de laquelle on notait plusieurs crises d'anurie et ayant malgré tous ces symptômes, une polyurie expérimentale normale. La cure de diurèse l'améliora et elle fut suivie par eux pendant deux ans.

Mais plus que chez d'autres, peut-être, la cure doit être conduite avec une extrême prudence, car ils peuvent faire des accidents graves : rupture artérielle, œdème pulmonaire, angine de poitrine, dilatation cardiaque. Tel hypertendu qui aura fait plusieurs cures de diurèse profitables pourra, un jour, en retirer des inconvénients sérieux si la néphrite interstitielle vient à entrer en scène. Il suffira même, qu'en cours de cure, il absorbe une quantité déterminée de liquide pour que l'on voit se produire des vomissements, de la céphalée, des vertiges, des palpitations. Vaquez et Cottet rapportent le cas d'un malade atteint de pyélonéphrite avec hypertension artérielle considérable chez qui « un ictus apoplectiforme se produisit à la suite de l'ingestion massive de deux litres d'eau que de lui-même il avait bu, sous prétexte de laver ses reins. »

8. — Opsiuries

Si l'on suit les diverses étapes que doivent franchir les liquides ingérés avant d'arriver dans le réservoir vésical, on constate qu'il leur faut passer par trois stades :

1° Stade d'absorption; 2° stade d'incorporation à la masse sanguine; 3° stade d'élimination.

A chacune de ces trois étapes, les liquides peuvent trouver un obstacle qui s'oppose à leur libre évolution et leur élimination complète se fait alors tardivement. Ce retard a été étudié par de nombreux auteurs sous le nom d'opsiurie.

Il existe trois types principaux d'opsiurie :

1° Opsiurie d'absorption, d'origine gastro-intestinale.

2° Opsiurie d'incorporation, d'origine portale, hépatique ou cardiaque.

3° Opsiurie d'élimination, d'origine rénale.

Nous nous proposons d'étudier seulement les types d'opsiurie les plus importants, c'est-à-dire ceux d'origine hépatique, cardiaque ou rénale. Un estomac dilaté, une dyspepsie atone, des troubles de la muqueuse intestinale pourront, on le comprend facilement, porter obstacle à l'absorption des liquides.

Opsiurie d'origine hépatique. — La circulation de la cavité abdominale avait, depuis longtemps, retenu l'attention des auteurs. Mais c'est dans ces dernières années que Chauffard et Huchard ont attiré sérieusement l'attention sur les accidents provenant de cette circulation abdominale. « Il y a dans la cavité abdominale, une circulation veineuse abondante sur laquelle il faut pouvoir agir de bonne heure, parce que là, dans le système veineux qui est le grand collecteur de l'organisme, une stase sanguine, favorisée d'ailleurs par des conditions anatomiques et physiologiques défavorables, peut avoir pour l'intoxication des conséquences d'autant plus graves qu'elle reste longtemps latente et méconnue » (Huchard). « Le rein n'est pas tout dans la sécrétion urinaire; un acte physiologique aussi complexe est uni par des liens de solidarité aux fonctions des autres grands organes de l'économie. Il y a des dépendances réciproques et en fait nos observations nous paraissent montrer la sécrétion rénale comme associée aux lésions hépatiques, non seulement dans sa qualité et dans sa quantité, mais encore dans sa forme et dans son rythme » (Chauffard).

Gilbert, Lereboullet et leur élèves, parmi lesquels le Professeur Agrégé Villaret, ont fait une étude sérieuse du rythme urinaire dans les affections hépatiques. Leurs travaux contiennent les documents les plus complets.

A l'état normal, nous l'avons vu, il existe dans l'élimination des urines deux maxima, siégeant après l'absorption des deux repas. La plus petite quantité d'urine émise l'est à la période la plus éloignée des repas. L'urée et le bleu de méthylène suivent une élimination parallèle. La coloration des urines diminue du matin au soir, le minimum de coloration se produisant après les repas, le maximum au moment du lever.

Chez les hépatiques, au contraire, il y a retard, après les repas, dans l'élimination des liquides, de l'urée et du chlorure de sodium. Il est dû à l'absorption alimentaire « Ce phénomène s'est montré dans des cas d'affections hépatiques assez divers. C'est ainsi que nous l'avons d'abord rencontré dans les cirrhoses biliaires.... Il s'est montré surtout dans les cirrhoses biliaires s'accompagnant du développement marqué de la rate ou du foie, souvent des deux et nous avons pu souvent noter une légère circulation collatérale. Nous l'avons rencontré aussi dans certaines cirrhoses alcooliques soit atrophiques, soit hypertrophiques, accompagnées ou non d'ascite.... Nous avons également rencontré ce retard des urines dans des cas de cirrhoses hypertropiique pigmentaire.... Enfin dans de nombreux cas où il y a un désordre passager dans le domaine de la circulation hépatique, dans certains foies cardiaques, nous avons observé ce symptôme pour peu que la diminution des urines ne fut pas trop marquée. La congestion hépatique cessant, il disparaissait » (Gilbert et Lereboullet).

Le retard dans l'élimination des urines provient de l'hypertension portale. Elle imprime des modifications à certains organes (hypertrophie de la rate, congestion de l'intestin et de l'œsophage, dilatations vasculaires de l'estomac) ; sous son influence, les veines de la capsule du rein se dilatent, de nombreuses anastomoses s'établissent entre la veine porte et la veine cave. Ces anastomoses engendrent l'hypochlorurie, l'hypoazoturie, l'hémoglobinurie paroxystique, l'albuminurie intermittente.

L'hypertension portale s'accompagne d'hypotension artérielle. Potain l'avait noté, mais c'est le mérite de

Gilbert et de ses élèves d'en avoir expliqué le mécanisme : dans les maladies du foie il y a une écluse pathologique (Gilbert), entraînant une gêne dans la circulation de la veine porte (d'où hypertension portale) et une diminution de la quantité de sang contenu dans les veines sus-hépatiques (d'où hypotension sus-hépatique). L'hypotension sus-hépatique, à son tour, entraîne l'hypotension artérielle et l'oligurie par suite du peu de sang arrivant aux artères rénales.

Ainsi s'explique l'oligurie des cirrhotiques, des malades atteints d'ascite (si on ponctionne l'ascite, la diurèse augmente notablement et l'hypotension artérielle diminue). Ainsi s'explique également l'oligurie orthostatique : chez un hépatique, l'ingestion d'eau, en position debout, détermine une diminution marquée de la diurèse (l'élimination peut n'égaler que le quart de la quantité absorbée). A l'état normal, au contraire, on observe une élimination dont la quantité est supérieure à l'eau ingérée (il faut tenir compte, en effet, de la quantité absorbée et de celle normalement sécrétée en dehors de toute expérience). Cette oligurie est améliorée par le clinostatisme et le massage du foie, préconisé par de Frumerie, qui atténuent l'hypertension portale.

Enfin, chez les hépatiques, on peut observer des variations non seulement dans la quantité d'urine éliminée mais des matériaux excrétés : c'est l'anisurie « véritable ataxie de l'élimination consistant en des oscillations brusques, répétées et souvent étendues du tracé urinaire des 24 heures » (Gilbert et Lippmann).

Opsiurie d'origine cardiaque. — Quincke, Wilson, Iljisch, Laspeyres et Certowitch avaient vérifié, dans les affections cardiaques, la prédominance de l'excrétion nocturne sur l'excrétion diurne. Péhu, à son tour, à fait une étude complète sur ce sujet. Il a donné à cette surexcrétion nocturne le nom de *Nycturie*.

La nycturie se montre dans les cardiopathies d'origine rhumatismale ou artérielle, à localisation sur la mitrale ou sur l'aorte, dans la tuberculose fibreuse avec retentissement marqué sur le cœur droit, dans l'emphysème et l'asthme.

Elle n'est influencée ni par l'alimentation, ni par la quantité plus ou moins grande de liquide introduit dans l'organisme, ni par le repos ou le mouvement. Cependant, dans les cardiopathies bien compensées, la proportion d'urine nocturne s'est montrée plus abondante après une période plus ou moins longue dans la station debout. Les malades, dont la quantité totale d'urine est au-dessous de la normale, ne présentent pas une nycturie très accusée. Dans la nycturie, l'urine de nuit est moins dense que celle de jour et renferme une proportion plus grande d'urée. Quant aux chlorures, ils s'éliminent lorsque leur proportion dans le sang a atteint une valeur déterminée.

La tension artérielle est basse dans les affections cardiovasculaires mal compensées : « Dans le plus grand nombre des maladies du cœur, la pression artérielle est inférieure à ce qu'elle serait à l'état normal chez un sujet du même sexe et du même âge » (Potain). Contrairement à ce qui se passe chez les sujets normaux, les cardiaques ont une pression nocturne à peu près égale à la pression diurne. Chez eux donc le resserrement vasculaire persiste pendant la nuit et explique la nycturie : « Pendant la journée, à la suite de l'ingestion des boissons, puis à cause de la stase et de la porosité plus grande des capillaires, l'eau est transmise vers les tissus en abondance et s'y emmagasine : ce phénomène est démontré par la diminution très notable de l'excrétion diurne du liquide ingéré. Pendant le sommeil, il se fait un épaississement relatif du sang, tout à fait comme à l'état normal ; le trop plein des vaisseaux sanguins diminue, le cœur bat plus régulièrement, la stase rénale diminue et le rein commence à fonctionner ; c'est alors que l'équilibre des pressions extra et intravasculaires est rompu ; le sang, devenu pauvre en eau (comme à l'état normal), la retire des tissus, où elle était emmagasinée pendant la journée et voilà comment la polyurie nocturne se manifeste » (Péhu).

Mais la nycturie s'observe en dehors de toute affection cardiaque. Elle se montre chez les polyuriques purs. Chez eux, le volume d'urine n'est pas directement proportionnel à la quantité de liquides ingérés, car, dans la majorité des cas, ils ne sont pas tourmentés par la soif. On a incriminé l'hypertrophie prostatique, mais ce symptôme a été observé chez la femme et chez des hommes jeunes non manifestement prostatiques. Il est bien certain que la position allongée et le séjour au lit favorisent la congestion des organes du petit bassin. La vessie participe à ce phénomène, elle s'irrite et crée un réflexe qui force le rein à sécréter outre mesure. Si l'on vide la vessie, cette excitation cesse de se produire et la sécrétion rénale redevient normale.

La position couchée pourrait avoir une autre influence : « Sans que la tension aortique puisse être sensiblement modifiée, peut-être y a-t-il, au moment de l'hyperfonctionnement du rein chez le sujet couché, une vaso-dilatation capillaire et cette vaso-dilatation marcherait-elle de pair avec la vaso-dilatation périphérique que l'on provoque dans le lit et tiendrait-elle sous sa dépendance la polyurie clinostatique? On sait, en effet, que beaucoup de substances qui, introduites dans le sang, se comportent comme des diurétiques (alcool, glycérine, caféine, urée, etc.), agissent par dilatation les vaisseaux du rein, d'où augmentation de leur débit » (Amblard). Hoocher et Potain ont trouvé la pression artérielle plus faible chez un sujet couché que chez un sujet debout et cette constatation semble en faveur de l'hypothèse d'Amblard.

Enfin, on observe la polyurie nocturne chez les diabétiques, dont « les tissus imprégnés de sucre et d'urée, matières essentiellement diffusibles » (Lecorché), favorisent la rétention des liquides. Ils sont tardivement éliminés par un mécanisme à beaucoup près semblable à celui des cardiaques.

Opsiurie rénale. — En vertu des deux lois d'Albarran, un rein déficient par suite de la destruction plus ou moins accentuée de son parenchyme ou par sclérose des vaisseaux artériels qui s'y distribuent, présente un fonctionnement toujours constant. Quelles que soient la quantité de liquide ingéré et la rapidité avec laquelle il arrive au rein, son élimination se fera lentement, car le rein est incapable de réagir par une surélimination momentanée. Il y aura accumulation des liquides dans l'organisme et, conséquemment, hypertension à la faveur de laquelle l'élimination se produira. Dans ce cas l'opsiurie existe donc nécessairement.

Plusieurs autres causes peuvent la créer :

1° La pression aortique, (si elle s'élève, à la condition que cette hausse ne soit pas due à une action vaso-constrictive des artérioles rénales, la diurèse augmente ; si elle s'abaisse, la diurèse diminue).

2° Un obstacle dans l'artère rénale (la diurèse diminue) ;

3° La compression de l'artère rénale pendant quelques secondes (le rein cesse de sécréter pendant près d'une heure) ;

4° Un obstacle au libre écoulement du courant sanguin dans la veine rénale (malgré la hausse de la tension artérielle qui se crée dans le territoire artériel rénal, la diurèse diminue parce que le sang ne peut plus circuler assez vite et assez abondamment).

En dehors de toute lésion propre du parenchyme rénal, l'orthostatisme peut être une cause d'opsiurie. Elle se produirait alors, d'après Linossier et Lemoine, par déplacement du rein et torsion du pédicule rénal. Dans le clinostatisme, tout rentrerait dans l'ordre et l'oligurie cesserait.

Nous montrerons, dans le chapitre suivant, les heureux résultats qu'on peut attendre du clinostatisme.

II. — BASES DE LA CURE DE DIURÈSE

Il suffit d'avoir passé dans une station des Pyrénées ou des Vosges pour constater péniblement qu'il s'y fait, chaque jour, de véritables orgies d'eau. Les accidents, occasionnés par cette ingestion massive de liquide, ne se comptent plus. On croit trop au peu de danger de l'eau et pour beaucoup les effets thérapeutiques se mesurent à la quantité absorbée.

Depuis quelques années heureusement, grâce aux publications d'Amblard, Bergouignan, Boursier, Carron de la Carrière, Lemoine, Linossier, Martinet, Mathieu; Vaquez et Cottet, la direction de la cure de diurèse semble devoir sortir de l'empirisme.

Pour eux comme pour nous, le médecin hydrologue doit, avant de prescrire la plus petite quantité d'eau, mettre à profit les deux lois d'Albarran, les considérations des facteurs extra-rénaux, de la tension artérielle et de la viscosité sanguine. Pour eux comme pour nous, l'étude du fonctionnement rénal doit être la base essentielle de toute cure de diurèse.

Le présent chapitre expose les diverses techniques préconisées à cet effet.

1. — Technique des urologues.

L'expérience dure deux heures. A l'aide du cystoscope-cathéter, on place une sonde dans chaque uretère et on recueille ainsi séparément, pendant quatre demi-heures, l'urine sécrétée par chaque rein. A cet effet, on se sera muni de huit flacons.

Au bout de la première demi-heure, on fait absorber à la personne en observation une quantité déterminée de liquide (600 grammes, par exemple, d'eau ou de tisane).

On va ainsi provoquer la suractivité fonctionnelle des parenchymes rénaux.

Mais on aura pris préalablement certaines précautions :

« Il faut éviter toute cause capable de déterminer un état polyurique qui fausserait les appréciations, le malade n'aura pas bu peu de temps avant et n'aura pas mangé depuis quatre ou cinq heures au moins.

On lui aura également recommandé de ne prendre aucun diurétique.

Le meilleur moment de la journée pour faire l'examen est le matin entre neuf et dix heures » (Marion, Heitz-Boyer).

Après chaque demi-heure, on change de flacons et lorsque l'expérience est terminée, on adresse les huit échantillons au chimiste qui sera chargé :

1° De mesurer le volume d'urine éliminée par chaque rein dans chaque demi-heure ;

2° De calculer la teneur de l'urine en urée (ce sera la sécrétion uréique) ;

3° De calculer la teneur de l'urine en chlorures (ce sera la sécrétion chlorurée).

1° *Mesure du volume d'urine éliminée.* — La polyurie est bonne lorsqu'entre le premier flacon et les trois autres il existe une ascension sensible. Pour fixer les idées, si dans le premier flacon on a recueilli 25 grammes d'urine, dans le second 100 grammes et au dessus, si cette quantité se maintient dans le troisième, si elle décroît dans le dernier, la polyurie est jugée bonne.

2° *Sécrétion uréique.* — Sous l'influence de l'eau ingérée, cette sécrétion peut se trouver augmentée ou rester stable.

Dans le premier cas, le rein présente une sécrétion uréique nette.

Albarran a fixé en 1903 les chiffres de cette sécrétion :

« On peut considérer, dit-il, comme satisfaisante l'élimination de l'urée lorsqu'elle atteint chez l'homme adulte de 1 gr. 20 à 1 gr. 80 pendant les deux heures de la durée de l'épreuve. Il nous a paru que l'élimination de 75 centigrammes à 1 gramme, dans les deux heures, doit être considérée comme médiocre et qu'au-dessous de ce chiffre, elle peut être regardée comme mauvaise. Chez les femmes peu fortes, la normale est souvent de 90 centigrammes à 1 gramme. »

Dans ce cas, la polyurie aqueuse reste bonne le plus ordinairement et présente dans sa courbe la même oscillation ascendante brusque dont nous avons parlé.

3° *Sécrétion chlorurée.* — Sa recherche donne des renseignements importants à la condition de connaître la quantité de chlorures absorbés quotidiennement pendant un espace de temps relativement long. Mais, d'une façon générale, les troubles de la sécrétion chlorurée marchent de pair avec les troubles de l'élimination aqueuse.

De tout ce qui précède, il convient de tirer les conclusions suivantes, critérium de toute polyurie expérimentale :

a) Un rein sain a une suractivité fonctionnelle provoquée très marquée : la polyurie est franchement bonne ;

b) Un rein qui présente des troubles dans la sécrétion de l'urée peut laisser passer l'eau ingérée, et, dans ce cas, la polyurie est bonne ;

c) Un rein qui présente des troubles dans la sécrétion des chlorures ne laisse pas passer l'eau ingérée, et, dans ce cas, la polyurie est franchement mauvaise.

2. — Technique de Linossier et Lemoine (adoptée par Amblard).

Le sujet étant soumis à un régime quelconque, mais étant à jeun depuis la veille au soir, ne prend aucun aliment ni aucune boisson de 7 heures à 11 heures du matin. On recueille à 11 heures toutes les urines qu'il a éliminées pendant cette période de quatre heures. Cet examen est répété pendant quatre jours de suite, mais le premier et le quatrième jour, le malade reste au lit de 7 heures à 11 heures, tandis que le second et le troisième il s'est levé et a conservé, autant que possible, la position verticale pendant le même laps de temps.

Si le rein est sain, on constate que la quantité d'urine éliminée de 7 heures à 11 heures est presque la même dans la station debout que dans la position couchée (en moyenne 91 au lieu de 100); s'il y a, au contraire, une lésion rénale, les proportions sont autres, le malade urinant plus de moitié moins dans la station debout que dans la station couchée (44 au lieu de 100).

3. — Technique de Martinet.

La sphygmoviscosimétrie permet d'apprécier : 1° la réaction cardiaque, la puissance de réserve cardiaque par la constatation des modifications de la pression différentielle, provoquée par l'ingestion d'une quantité déterminée de liquide; 2° le danger de ruptures vasculaires par les modifications de la pression maxima; 3° la réaction vasculo-rénale par la constatation tout à la fois des variations de l'hydrémie, de la pression différentielle et du rythme de la diurèse.

L'incorporation de l'eau à la masse sanguine s'accompagne nécessairement, à moins qu'elle ne soit exactement compensée par une élimination urinaire correspondante, d'une augmentation de la masse du sang et d'une augmentation de l'hydrémie, d'où augmentation, au moins temporaire, de la tension et diminution, au moins temporaire, de la viscosité. Le rythme, l'amplitude, la durée de ces variations nous renseignent précisément sur le début, la grandeur, la fin de cette phase circulatoire qui échappait à peu près complètement jusqu'ici à notre contrôle.

Si, sous l'influence d'une cure hydrique donnée, on observe temporairement une augmentation légère de la tension différentielle avec diminution, de même légère, de la viscosité sanguine et retour rapide (en moins de 12 heures) au taux antérieur, voire même un abaissement simultané de la maxima et de la minima, parallèlement à une diurèse correspondant à l'ingestion, c'est que la puissance de réserve cardio-rénale n'a pas été atteinte et il y a là un moyen fort précis et fort précieux d'apprécier cette puissance de réserve.

Si, sous l'influence d'une cure hydrique donnée, on observe une quantité notable et durable (plus de 12 heures) de la pression différentielle, avec élévation relativement considérable (plus de 3 centimètres) de la tension maxima, la minima étant sensiblement constante et un abaissement de même notable (plus de 0,3) et durable (plus de 12 heures) de la viscosité sanguine, c'est que la puissance de réserve cardiaque n'a pas été atteinte, mais que la puissance de débit rénal a été dépassée. S'il s'agit d'un hypertendu permanent, la réaction hypertensive hyperhydrémique pourra faire prévoir la possibilité d'une hémorragie par rupture vasculaire. Bien des hémorragies nasales, oculaires, cérébrales se produisant chez des hypertendus habituels n'ont pas d'autre cause. La cure hydrique devra être réduite, voire suspendue.

Si, sous l'influence d'une cure hydrique donnée, on observe une augmentation minime ou nulle, voire un abaissement de la maxima avec élévation nette et notable de la minima (plus de 1 centimètre), qu'il y ait ou non modification, dans un sens ou dans l'autre, de la viscosité sanguine, c'est que la puissance de réserve cardiaque a été dépassée. Il y a hyposystolie avec hypertension portale. La cure devra être supprimée ou réduite.

Telles sont les règles sphygmoviscosimétriques les plus générales que l'on puisse donner pour le contrôle des réactions cardio-sphygmorénales déterminées par les cures hydriques.

Ajoutons, d'ailleurs, que la recherche méthodique de l'indice sphygmoviscosimétrique permettrait de faire le départ de ce qui, dans l'opsiurie, appartient au défaut d'absorption, ou retard de l'incorporation de l'eau à la masse sanguine (barrage gastro-hépato-intestinal (hypertension portale), barrage cardio-pulmonaire (hyposystolie) et de ce qui appartient au barrage rénal (opsiurie rénale). Dans le premier cas, il y a retard considérable dans le début du stade d'incorporation sanguine et, partant, dans la constatation de l'hyperhydrémie ; c'est d'autre part, le plus souvent dans ce cas, que l'on constate le signe de défaillance cardiaque et de l'hypertension portale, abaissement de la maxima et relèvement de la minima. Dans le deuxième cas (opsiurie rénale) le début du stade d'incorporation sanguine peut n'être en rien retardé, mais il se prolonge bien au-delà des limites normales. Bref, dans le premier cas, c'est surtout le stade d'absorption qui est prolongé, dans le deuxième cas, c'est le stade d'élimination.

4. — Technique de Vaquez et Cottet.

Le sujet en observation fait trois repas par jour : à 9 heures du matin, petit déjeuner composé de 250 c.c. de laitage ; à midi et à 7 heures du soir, repas ordinaire avec 400 c.c. de liquide, c'est-à-dire deux verres d'eau par repas. Il ne doit prendre aucun aliment, ni aucune boisson en dehors de ces repas, mais il boit, le matin, à jeun, entre 6 heures et demie et 7 heures une certaine quantité d'eau d'Evian.

La totalité de l'urine des 24 heures est recueillie d'une façon fractionnée dans chacune des périodes suivantes : 1° de 9 heures du soir à 7 heures du matin ; 2° de 7 heures du matin à 9 heures du matin ; 3° de 9 heures du matin à 9 heures du soir, étant entendu que l'urine émise à 7 heures du matin compte avec celle du jour, l'urine émise à 9 heures du matin compte avec celle du matin. La différence des diurèses obtenues de 7 heures à 9 heures du matin, après ingestion d'eau, suivant que le sujet se lève à 7 heures ou qu'il reste couché jusqu'à 9 heures, indique l'influence de l'attitude sur la diurèse. L'urine de chacune de ces périodes est examinée au point de vue du volume, de la densité et de sa teneur en chlorures.

On peut rendre l'expérience plus complète encore en la prolongeant et en recherchant, en outre, ce que le sujet observé, urine de 7 heures à 9 heures du matin, soit couché, soit debout, mais sans avoir rien bu jusqu'à 9 heures. Dans la pratique, ce supplément d'investigation peut être supprimé, car on est suffisamment renseigné sur le degré de la polyurie expérimentale, en comparant les diurèses horaires (obtenues en divisant le volume de l'urine émise par le temps pendant lequel elle a été recueillie), de la période nocturne de 9 heures du soir à 7 heures du matin et de la période matinale de 7 heures à 9 heures du matin.

La polyurie expérimentale étant ainsi encadrée entre le jour et la nuit, il est facile, d'une part, de reconnaître dans quelle mesure l'eau ingérée le matin modifie la diurèse dans les deux heures qui suivent son ingestion, soit dans la position horizontale, soit dans la position verticale et, d'autre part, de recueillir sur le rythme nycthéméral, c'est-à-dire sur le rapport de la diurèse nocturne à la diurèse diurne, des renseignements qui complètent et éclairent, au point de vue séméiologique, ceux fournis par la polyurie expérimentale du matin.

A l'état normal, le rapport nycthéméral est d'environ 1/3; à l'état pathologique, il augmente et peut dépasser l'inversion du rapport normal soit 3, ce qui revient à dire que la diurèse nocturne peut être plus que trois fois supérieure à la diurèse diurne. Dans ce cas, la polyurie expérimentale est très faible ou nulle, alors qu'elle peut être normale ou à peu près telle quand le rapport nycthéméral est voisin de 1.

6. — Technique de Violle.

On sait que, à l'état normal, le rein fait la synthèse de l'acide hippurique en partant de l'acide benzoïque et du glycocolle. L'acide benzoïque est fourni par les dérivés aromatiques provenant des aliments. Le glycocolle existe dans la bile combiné à l'acide cholalique.

A l'état normal, la quantité d'acide hippurique contenue dans un litre d'urine est d'environ 0 gr. 90.

Ce processus synthétique ne se fait peut-être pas d'une manière absolue seulement au niveau du rein mais, en fait, les quantités d'acide hippurique susceptibles de provenir d'autres organes peuvent être considérées comme négligeables.

Il est à noter, en outre que lorsqu'un sujet reste

à un régime alimentaire à peu près constant, l'élimination de l'acide hippurique ne subit chez lui que des variations minimes. En tout cas, elles sont insignifiantes par rapport aux variations que l'on obtient expérimentalement au moyen de l'épreuve.

Lorsque le parenchyme rénal est lésé, comme au cours d'une néphrite, le pouvoir synthétique du rein diminue et la quantité d'acide hippurique semble d'autant plus faible que le rein est plus touché. Au lieu de 0 gr. 95 d'acide hippurique par 24 heures, on trouve : 0,80, 0,37, etc.

L'épreuve de la synthèse hippurique sera pratiquée de la façon suivante : faire prendre au sujet en observation 0 gr. 50 d'acide benzoïque et 0 gr. 50 de de glycocolle, en 2 cachets séparés, avant le repas de midi. A ce moment, le malade aura vidé une dernière fois sa vessie. Il recueillera toutes les urines des 24 heures, c'est-à-dire jusqu'au lendemain midi, heure à laquelle il urinera une dernière fois.

Chez un individu sain, dont les éliminations normales d'acide hippurique étaient de 0 gr. 95 par 24 heures, on note :

Elimination après épreuve de la synthèse hippurique : 1 gr. 32 par 24 heures.

Les eaux diurétiques déterminent une augmentation de cette production, c'est-à-dire donnent une suractivité au parenchyme rénal.

Exemple, chez un individu normal, par 24 heures :

Avant l'épreuve : élimination d'acide hippurique : 0 gr. 95.

Après l'épreuve, sans eau diurétique : élimination d'acide hippurique : 1 gr. 32.

Après l'épreuve avec eau diurétique : élimination d'acide hippurique : 2 gr. 37.

L'épreuve de la synthèse hippurique peut permettre de suivre, d'une façon précise, l'influence du traitement hydrique sur le fonctionnement rénal du malade, de noter les varations qui pourraient survenir au cours de la cure.

On emploiera, pour doser l'acide hippurique, le procédé de A. Cates, dont les différentes opérations sont forts simples, mais assez nombreuses à cause de la nécessité qu'il y a de séparer l'acide hippurique des autres produits urinaires (particulièrement des corps gras, de l'acide benzoïque, etc.), avant d'en faire le dosage.

6. — Technique personnelle.

Avant d'instituer la cure de diurèse, je demande au malade de faire, en position couchée, l'expérimentation suivante :

A 8 heures du matin : uriner.

A 8 h. 30 : uriner, mesurer la quantité d'urine émise et boire immédiatement après 400 gr. d'eau de Capvern.

A 9 heures : uriner et mesurer la quantité d'urine émise.

A 9 h. 30 : uriner et mesurer la quantité d'urine émise.

A 10 heures : uriner et mesurer la quantité d'urine émise.

Le lendemain matin, la polyurie expérimentale est renouvelée en position debout. J'ai ainsi des renseiments intéressants sur l'influence du clinostatisme.

J'estime la polyurie satisfaisante lorsqu'elle donne 520 grammes d'urine. Voici pourquoi : les reins sains secrètent normalement un centimètre cube à la minute :

30 gr. × 4 demi-heures = 120 gr. (60 gr. × 24 h. = 1440 gr.).

Telle est la quantité obtenue dans 2 heures, en dehors de toute expérience.

Je fais absorber à mes malades 400 grammes d'eau de Capvern, or, pour un rein sain « la polyurie commence très rapidement, souvent 5 minutes après l'absorption d'eau, et sa courbe d'élimination atteint quelquefois son point culminant au bout d'une demi-heure, c'est-à-dire dans la seconde demi-heure de l'examen. La polyurie est terminée dans la troisième, au plus tard dans la quatrième demi-heure » (Marion, Heitz-Boyer).

C'est dire qu'au bout des deux heures les 400 grammes d'eau doivent être éliminés :

$$400 + 120 = 520$$

Ce chiffre me permet de calculer ce que j'ai appelé le coefficient d'élimination :

$$K = 1$$

Lorsque, par exemple, une polyurie donne 350 grammes, le coefficient d'élimination est égal à :

$$K = \frac{350}{520} = 0{,}67, \text{ c'est-à-dire subnormal.}$$

Comme complément, et pour m'entourer de toutes garanties désirables, j'estime indispensable d'établir désormais :

1° *Le rapport sphygmohydrurique de Martinet* :

$$\frac{H}{P} = 0{,}25 \text{ à } 0{,}28$$

Le Dr Mathieu (de Bains-les-bains) a établi, dans sa pratique, ce rapport et a tiré de ses observations personnelles les conclusions suivantes : « quand le quotient s'abaisse à 0,15, les cures actives de diurèse sont contre-indiquées, il faut être très prudent et commencer par des doses faibles et réparties sur toute la journée, de façon à espacer les prises. Quand le coefficient tombe à 0,13, toute cure de diurèse doit être déconseillée. »

2° *La viscosité sanguine*, avec le viscosimètre de Hess (toutes les fois que le malade veut bien s'y prêter) et on calcule :

$$\frac{P}{V} = 1{,}3 \text{ rapport sphygmoviscosimétrique.}$$

$$\frac{H}{P} \times V = 1{,}2 \text{ rapport sphygmorénal.}$$

3° *Le rapport nycthéméral de Vaquez et Cottet*, en recueillant l'urine :

a) De 9 heures du soir à 9 heures du matin.

b) De 9 heures du matin à 9 heures du soir.

4° *L'analyse des échantillons d'urine* :

a) de la polyurie expérimentale.

b) De la nuit.

c) Du jour.

portant sur = la densité, la réaction, l'urée, les chlorures, l'albumine et le sucre.

5° *L'urée sanguine* (lorsque le malade y consent).

Muni de tous ces renseignements, il m'est possible d'instituer la cure de diurèse et d'en suivre les diverses phases. Ces recherches peuvent se synthétiser dans le tableau suivant :

Tension maxima. — minima. — différentielle. Rapport sphygmohydrurique. — sphygmoviscosimétrique. — sphygmorénal. Densité de l'urine. Réaction. Urée. Chlorures. Albumine. Sucre.	Au moins quatre fois en cours de cure.
Débit hydrurique diurne. — — nocturne. Rapport nycthéméral. Polyuries expérimentales. Coefficient d'élimination. Urée sanguine.	A l'arrivée et au départ.

7. — Clinostatisme.

Les chapitres sur les opsiuries et sur les techniques nous ont fait pressentir combien la position couchée ou clinostatisme était importante. Nous allons essayer de montrer son influence par quelques observations personnelles.

A l'état normal, la position couchée favorise un meilleur rendement rénal. Tous les auteurs, qui ont étudié la question, sont d'accord sur ce point. Voici ce que l'on peut observer chez un sujet normal (polyurie obtenue dans le clinostatisme).

A 8 h. : évacuation de la vessie.
A 8 h. 30 : émission de 30 gr. d'urine.
Absorption de 400 gr. d'eau de Capvern.

A 9 h. : émission de 90 gr. d'urine.
A 9 h. 30 : — 230 gr. —
A 10 h. : — 200 gr. —
A 10 h. 30 : — 40 gr. —

L'absorption de 400 grammes d'eau, à 8 h. 30, a donc provoqué une polyurie brusque. Elle a commencé à se manifester à la demi-heure suivante, est passée par un maximum une heure après, a sensiblement baissé une demi-heure après, est revenue au taux primitif à la cinquième demi-heure.

Le même sujet, étudié en position couchée, nous a donné les résultats suivants :

A 8 h. : évacuation de la vessie.
A 8 h. 30 : émission de 35 gr. d'urine.
Absorption de 400 gr. d'eau de Capvern.
A 9 h. : émission de 190 gr. d'urine.
A 9 h. 30 : — 370 gr. —
A 10 h. : — 90 gr. —
A 10 h. 30 : — 45 gr. —

Le clinostatisme, on le voit, a eu une influence assez nette sur la diurèse (585 au lieu de 550 grammes). De plus il a régularisé le rythme de la deuxième polyurie.

Voici, maintenant, ce qu'on peut observer chez des sujets atteints d'opsiurie rénale (lithiase, néphrite interstitielle, pyélonéphrite).

	Orthostatisme.	*Clinostatisme.*
I. — A 8 h. : évacuation de la vessie.		
A 8 h. 30 : émission de	20 gr.	35 gr.
Absorption de 400 gr. d'eau de Capvern.		
A 9 h. : émission de	25 gr.	50 gr.
A 9 h. 30 : —	35 gr.	55 gr.
A 10 h. : —	25 gr.	65 gr.
II. — A 8 h. : évacuation de la vessie.		
A 8 h. 30 : émission de	15-20 gr.	15-30 gr.

	Orthostatisme.	Clinostatisme.
Absorption de 400 gr. d'eau de Capvern.		
A 9 h. : émission de	25-20 gr.	30-30 gr.
A 9 h. 30 : —	15-25 gr.	30-105 gr.
A 10 h. : —	25-20 gr.	30-90 gr.
III. — A 8 h. : évacuation de la vessie.		
A 8 h. 30 : émission de	45 gr.	75 gr.
Absorption de 400 gr. d'eau de Capvern.		
A 9 h. : émission de	100 gr.	90 gr.
A 9 h. 30 : —	110 gr.	175 gr.
A 10 h. : —	40 gr.	100 gr.

L'influence du clinostatisme est nette. Elle le serait moins, d'après Amblard, si on avait permis à ces malades de se lever avant de faire leur traitement quotidien dans le clinostatisme.

Même effet de la position couchée chez une de nos malades ayant de la ptose généralisée (intestin, estomac, rein droit) et une très forte dilatation d'estomac, avec clapotement au-dessous de l'ombilic :

	Orthostatisme.	Clinostatisme.
A 8 h. : évacuation de la vessie.		
A 8 h. 30 : émission de	15 gr.	45 gr.
Absorption de 400 gr. d'eau de Capvern.		
A 9 h. : émission de	25 gr.	210 gr.
A 9 h. 30 : —	100 gr.	200 gr.
A 10 h. : —	75 gr.	85 gr.

Dans l'hypertension portale, nous l'avons vu, l'ingestion d'une quantité déterminée de liquide provoque une oligurie orthostatique très prononcée, à peine égale au quart de la quantité éliminée dans le clinostatisme. Voici ce que nous avons constaté chez trois de nos malades (cholémie, congestion et lithiase) :

	Orthostatisme.	Clinostatisme.
I. — A 8 h. : évacuation de la vessie.		
A 8 h. 30 : émission de	30 gr.	60 gr.

	Orthostatisme.	*Clinostatisme.*
Absorption de 400 gr. d'eau de Capvern.		
A 9 h. : émission de	30 gr.	190 gr.
A 9 h. 30 : —	30 gr.	300 gr.
A 10 h. : —	45 gr.	100 gr.
II. — A 8 h. : évacuation de la vessie.		
A 8 h. 30 : émission de	45 gr.	75 gr.
Absorption de 400 gr. d'eau de Capvern.		
A 9 h. : émission de	50 gr.	75 gr.
A 9 h. 30 : —	90 gr.	100 gr.
A 10 h. : —	80 gr.	105 gr.
III. — A 8 h. : évacuation de la vessie.		
A 8 h. 30 : émission de	15 gr.	20 gr.
Absorption de 400 gr. d'eau de Capvern.		
A 9 h. : émission de	20 gr.	135 gr.
A 9 h. 30 : —	15 gr.	130 gr.
A 10 h. : —	25 gr.	60 gr.

On voit, par ces observations, l'influence du clinostatisme sur la diurèse dans les affections hépatiques. A quoi l'attribuer? Le clinostatisme aurait-il pour effet de diminuer la réplétion des anastomoses porto-rénales et la pression dans la veine cave inférieure? Gilbert pense que la veine porte change de direction : de verticale, elle devient horizontale et l'hypertension portale (s'accompagnant d'hypertension sus-hépatique) s'atténue. La traversée du foie devient ainsi plus facile.

Le clinostatisme trouve, également, ses indications chez des malades atteints d'un degré plus ou moins accentué d'obésité. Certains refusent ce mode de traitement sous prétexte qu'on les prive d'exercice et que leur poids augmentera. Or, très souvent, leur poids augmente malgré tout l'exercice qu'ils ont pu faire. Si on les interroge, ils avouent que l'absorption d'eau n'entraîne pas une élimination suffisante et ils ont conscience qu'ils la rejettent très tard, souvent dans la nuit. Ces malades, on le comprend, ne se placent pas dans de bonnes conditions pour faciliter leur fonctionnement rénal. Le clinostatisme aurait provoqué une diurèse plus abondante, une élimination forte de chlorures et, conséquemment, une diminution de poids. En voici un exemple :

		Orthostatisme.	*Clinostatisme.*
A 8 h.	: évacuation de la vessie.		
A 8 h. 30	: émission de	30 gr.	25-30 gr.
Absorption de 400 gr. d'eau de Capvern.			
A 9 h.	: émission de	40 gr.	40-90 gr.
A 9 h. 30	: —	30 gr.	110-180 gr.
A 10 h.	: —	30 gr.	50-100 gr.

Elimination de chlorures :

21 juillet	12 gr. 50	2 août	14 gr. 28
24 —	14 gr. 28	5 —	20 gr.
27 —	14 gr. 28	8 —	14 gr. 28
30 —	16 gr. 16	10 —	16 gr. 66

Il est des malades dont la polyurie n'est satisfaisante ni dans le clinostatisme, ni dans l'orthostatisme. Bergouignan et Amblard ont attiré l'attention sur ces malades. Ce sont, ordinairement, des artérioscléreux avancés, urinant la nuit, à une certaine heure déterminée (entre 2 et 4 heures du matin) l'eau absorbée dans la journée. Bergouignan et Amblard ont l'habitude de faire boire ces malades le soir, après le coucher.

Certains malades, d'après Amblard, présentent une élimination particulière : quelle que soit la position adoptée, l'urine éliminée ne correspond qu'à la moitié ou au quart de l'eau absorbée. Mais si l'on prescrit à ces malades, l'après-midi, vers cinq heures, une nouvelle ingestion d'eau, elle est suivie d'une diurèse abondante, identique à celle du matin chez les sujets normaux.

Le clinostatisme favorise donc le fonctionnement rénal normal. Pour les malades atteints d'hypertension portale, de sclérose rénale ou d'obésité cette pratique s'impose. En l'adoptant : « On rompra ainsi, disent Vaquez et Cottet, avec le préjugé longtemps en honneur autour des sources et en contradiction avec les données de la physiologie et en vertu duquel on croyait la marche nécessaire pour digérer l'eau et, par conséquent, activer son élimination rénale. L'examen des faits a surabondamment établi, au contraire, qu'une telle pratique ne peut que retarder cette élimination, que ce retard, cette opsiurie, soit le fait de l'atonie gastrique, de l'hypertension portale ou de l'insuffisance cardiaque. Du reste le décubitus horizontal du matin (qui laisse dans la journée tout le temps suffisant pour prendre l'exercice nécessaire) n'offre que des avantages : non seulement les malades ont une diurèse meilleure, mais encore, dyspeptiques, cardiaques ou fatigués, ils bénéficient à des titres divers du repos horizontal qu'ils prennent. »

III. — RÉGIMES ALIMENTAIRES

Ils sont encore nombreux les malades qui mettent tout leur espoir dans le seul effet des eaux, en se permettant les plus grands écarts de régime.

Un régime alimentaire convenable est cependant le complément indispensable d'une cure de diurèse. Grâce à lui, s'obtiennent les bénéfices immédiats et permanents.

Régime alimentaire des albuminuries.

Il est très variable suivant la nature et la gravité de la maladie. Il sera exclusivement lacto-vé[illegible]rien (albuminuries digestives et nerveuses, albu[illegible]e des tranchées) ou bien on l'élargira en tolérant les viandes, blanches de préférence, sans excès (albuminurie phosphaturique, albuminurie bénigne, non accompagnée de dyspnée nocturne, albuminuries arthritique et hépatique ou goutteuse).

Menu des albuminuries goutteuses (Fiessinger). — *Déjeuner du matin.* — Lait ou café au lait, avec un peu de pain (50 grammes). On ne donnera en général pas de cacao qui contient 4,5 p. 1000 d'acide oxalique, ni de chocolat qui en renferme encore 0,90 p. 1000.

A midi. — Viandes (environ 100 grammes) : volailles bouillies, rôties, cuites à la cocotte; jambon, bouilli ou cru; bœuf, mouton, rôtis, grillés, cuits à la vapeur, braisés; lapin rôti, poissons cuits au court-bouillon (brochet, perche, tanche, truite, sole, merlan, rouget, raie). Parmi les légumes, user avec modération des légumes secs, qui constituent une alimentation trop nutritive; se rabattre plutôt sur les légumes frais : artichauts, choux, pommes de terre (celles-ci très riches en potasse), tomates (ne renfermant que des traces insignifiantes d'acide oxalique : 0 gr. 002 à 0 gr. 005 p. 1000); aubergines, concombres, melon. Les épinards renferment plus d'acide oxalique (1 gr. 91 à 3 gr. 17 p. 1000); ils sont néanmoins bien tolérés. Mieux vaut supprimer l'oseille, plus riche encore en acide oxalique (2 gr. 73 à 3 gr. 63 p. 1000); comme assaisonnement aux potages maigres, elle sera permise et jamais un malade ne semble s'en être mal trouvé. Les légumes seront cuits à l'étuvée, au bain-marie, dans une très petite quantité d'eau. Tous les fruits acidulés (pomme, poire, fraise, pêche, raisin, groseille, orange, citron) ou sucrés (bananes, figues, dattes) sont excellents, car ils renferment de grandes quantités d'eau et des sels alcalinisants comme les herbes. La fraise contient, en plus, de petites quantités d'acide salicylique, si utile aux goutteux. Cuits, les fruits valent encore mieux. Les aliments crus ont en effet tendance à augmenter l'albuminurie. Les fruits amylacés ou huileux (noix, amandes, noisettes, châtaignes) conviennent moins. Les entremets sucrés ne seront pris qu'en faibles quantités, car ils sont très nourrissants; on peut les ordonner en place d'un plat de féculents. Un petit morceau de fromage frais (gruyère, chester) est permis; ils contiennent moins de graisses que le Brie et le Camembert et ont l'avantage d'être moins fermentés. Comme boisson, eau pure ou mêlée de très peu de vin (1/5). Une bière très légère (bière du Nord) peut être autorisée. Le cidre, qui se boit sans eau, doit être proscrit. Un litre de cidre contient, en effet, 44 grammes d'alcool absolu. Environ 250 grammes de liquide par repas. Eviter dans l'alimentation les épices, viandes marinées, sauces diverses, celle-ci trop grasses. Environ 100 grammes de pain.

Le soir : potages aux légumes (au maigre) ou potage au lait avec pâtes, riz ou céréales, deux œufs, légumes frais. Pain, 50 grammes; 250 grammes de liquide (eau). Avoir soin de bien mâcher et de manger lentement.

Régime alimentaire de la lithiase urique.

Aliments défendus : Viandes (cervelles, ris de veau, veau, agneau, pigeon, poulet).

Viandes faisandées ou conservées.

Poissons de mer et crustacés.

Champignons, oseille, épinards, haricots verts.

Café, thé, cacao, alcool. Vins généreux.

Aliments permis : Viandes (autres que celles énumérées).

Légumes frais. Légumes secs en purée (peu).

Poissons : truite, brochet, perche, poisson blanc.

Fruits (sauf les fruits acides).

Fromages frais.

Pain en petite quantité.

Régime alimentaire de la lithiase oxalique.

Aliments défendus : oseille, épinards, haricots

blancs, pommes, poires, groseilles, cerises, figues, vin, cidre, vieilles bières acides, alcool.

Aliments permis : toutes les viandes, légumes secs en purée, légumes verts (autres que ceux énumérés), poissons maigres (truite, brochet, perche). Pain blanc. Boissons (bières légères et eaux diurétiques).

Menu d'un lithiasique (Castaigne). — *Petit déjeuner* : un peu de lait aromatisé avec du caramel ou des potages au bouillon de légumes avec des pâtes ou avec la crème de riz ou d'orge.

Repas de midi : un plat de viande (bœuf, mouton), grillée, rôtie ou cuite à l'étuve ou un poisson frais de rivière; des pommes de terre, de la salade cuite ou des cardons ou des poireaux, du fromage frais et des fruits.

Repas du soir : la viande sera remplacée par un plat d'œufs, auquel on ajoutera un plat de légumes secs en purée, ou verts comme le matin, ou des pâtes, du laitage et un fruit.

Régime alimentaire de la lithiase phosphatique et des pyélonéphrites.

Le régime sera lacto-végétarien. Dans certains cas, on pourra tolérer la viande et les œufs en petite quantité. Proscrire les condiments, le vin et les alcools.

Menu d'un malade atteint de pyélonéphrite. — *Petit déjeuner* : bouillie avec 150 à 200 grammes d'eau ou de lait (d'orge, de froment, de maïs, de riz, d'avoine, de semoule, tapioca, farine lactée, racahout, salep, arrow-root). Un ou deux œufs à la coque et autant de biscuits secs.

Repas de 11 heures du matin : potage au lait, au bouillon, préparé avec volaille, jarret de veau, céleri, cerfeuil, carottes, additionné de beurre au moment de servir, sans graisse et avec tapioca, semoule, vermicelle. Deux œufs à la coque et 20 grammes de pain grillé ou longuets. Riz, pâtes alimentaires. Purée (de pommes de terre, de pois, lentilles, carottes, navets, céleri). Crèmes à la vanille. Flancs. Fromage frais à la crème.

Repas de 4 heures : un verre de lait additionné d'une cuillerée à soupe de café ou d'une cuillerée à café de cacao et de deux biscuits secs, ou une tasse de crème au café ou une tasse de racahout, de farine lactée, de farine d'avoine.

Repas de 7 heures du soir : Potage au bouillon léger ou bouillie à l'eau. Pâtes alimentaires. Purée. Crème ou riz au lait. Biscuits secs.

Boisson : eau ordinaire ou diurétique 200 à 250 grammes à chaque repas.

Régime alimentaire des cirrhoses.

Le régime doit être lacto-végétarien.

Menu (Fiessinger). — *Premier déjeuner* : café au lait ou cacao au lait (300 grammes), 30 grammes de pain.

A midi : un plat de pâtes, nouilles, macaronis, un plat de légumes verts (salade cuite, haricots verts, épinards). Un fruit (raisins, poire fondante ou pêche sucrée). Les autres fruits plus indigestes, sont donnés cuits; 50 grammes de pain, 2 verres d'eau (300 gr.).

A 4 heures : thé au lait (150 grammes).

A 7 heures : potage maigre aux pâtes ou aux légumes (150 grammes). Pommes de terre cuites à l'eau ou en purées. Gâteau de semoule. Un verre d'eau (150 grammes).

Inutile de dépasser la dose de 1 litre à 1.300 gr. de liquide.

Régime alimentaire des ictères, de la lithiase biliaire et de la cholémie simple familiale.

Les viandes (volaille, viande rouge, mouton grillé), peuvent être autorisées trois ou quatre fois par semaine au repas de midi seulement. Tous les légumes frais ou secs sont conseillés, très cuits, préparés sans sauce, avec peu de sel ou d'épices, assaisonnés avec du beurre frais au moment de servir. Les légumes secs seront préparés en purée, très soigneusement tamisée et arrosée d'huile d'olive. On prescrira avec avantage les pâtes alimentaires et les farines d'orge, de malt et d'avoine. Les poissons maigres d'eau douce sont autorisés de même que tous les fruits en marmelade, compote et confiture. Les figues et les raisins peuvent être absorbés crus à la condition d'être bien mûrs.

Menu d'un lithiasique biliaire (Fiessinger). — *Petit déjeuner et 4 heures* : une tasse de lait écrémé (350 grammes).

A 10 heures du matin : un verre d'eau de Vittel (source salée).

A midi : viandes grillées, rôties, dégraissées sans jus ni sauce. Poissons cuits au court bouillon, maigre de jambon, légumes verts. Peu de beurre dans la cuisine. Gâteau de semoule.

Fruits. Vin non acide mêlé de 3/4 d'eau, deux verres (300 grammes).

1/2 heure après le repas : infusion de camomille (350 grammes).

A 7 heures : potage au bouillon de légumes. Pâtes ou pommes de terre. Fruits. Deux verres d'eau (300 grammes).

Au coucher : une infusion de camomille ou une tasse de tisane de feuilles de Boldo (25 p. 1000) qui est un cholagogue (150 grammes)

Exclure les œufs, les fritures, les ragoûts, les viandes faisandées, les fromages forts, les graisses, les liqueurs, les vins. Manger lentement, bien mastiquer.

Régime alimentaire du rhumatisme dyscrasique ou toxique; du rhumatisme goutteux, des neuro-arthritiques et goutteux.

Aliments défendus : viandes noires, conservées, salées ou faisandées, gibier, viscères (cervelles, ris, rognon, foie), graisses, fromages fermentés, oseille, épinards, tomates, légumes en grains fermes, champignons, truffes, condiments. Vins alcoolisés et liquoreux, champagne, liqueurs, café, thé, bière et cidre.

Aliments permis : viandes blanches et rouges (celles-ci en petite quantité). Poissons, huitres et moules en petite quantité. Peu de pain (préférer le pain essentiel, les longuets, la pomme de terre). Légumes verts (doivent constituer le fond de l'alimentation). Peu de féculents. Pâtes alimentaires. Lait et laitages. Tous les fruits (cuits de préférence). Boissons : vin léger blanc, coupé d'eau diurétique.

Menu d'un goutteux (Fiessinger). — *Premier déjeuner* : lait, 30 grammes de pain.

Déjeuner : hors-d'œuvre, œufs à la coque, macaronis au gratin ou pommes de terre, marmelade de fruits, biscuits, viandes grillées ou rôties (sans jus ni sauce), poisson, volaille rôtie, 60 à 150 grammes jambon, 100 grammes de pain. Un verre à bordeaux de vin blanc, un verre d'eau.

4 heures : thé léger, 30 grammes de pain, 10 gr. de beurre.

Diner : potage maigre aux légumes, riz ou salades cuites, crêmes cuites, oranges; boisson, comme à midi, 100 grammes de pain.

En plus, à 10 heures du matin et à dix heures du soir : une infusion de chiendent.

Régime alimentaire des cardio-rénaux.

Aliments défendus : gibier, pâtés de foie gras et charcuterie, viandes noires et conservées, salées ou faisandées; fromages avancés, les graisses, le chocolat, l'oseille, les épinards et les asperges ; charcuterie, champignons, truffes, le poivre et les épices.

Aliments permis : poissons, huîtres, moules, flageolets, pois cassés, lentilles (en petite quantité). Les viandes blanches, les volailles, le porc frais, le jambon. Viandes rouges fraîches, grillées, sans sauce. Tous les légumes verts (sauf ceux défendus plus haut). Les pâtes alimentaires et le riz, les fromages frais, le lait et les œufs (ceux-ci en petite quantité et de temps en temps), le beurre. Tous les fruits, les gâteaux secs ou les tartes aux fruits.

Menu d'un cardio-rénal (Lemoine). — *A 8 heures* : du café au lait ou du thé très léger avec du pain grillé, des biscottes et du beurre.

A 10 heures : biscuits secs et tilleul.

A 12 heures : potage aux légumes ou au bouillon de poule ou de veau. Parfois du bouillon de bœuf léger. Un plat de viande rouge ou blanche ; pommes de terre ; un plat de légumes verts ; fromages frais ; fruits.

A 4 heures : biscuits secs, biscottes, longuets et tilleul.

A 7 heures : tantôt un peu de jambon ou de viande froide, tantôt un plat de macaronis ou de nouilles (au moins un jour sur trois) ; un plat de légumes verts ; fromage frais et fruits.

Prendre toujours de préférence du pain rassis ou des biscottes et en petite quantité. Boire de préférence de l'eau ordinaire ou diurétique, ni vin, ni liqueur, ni bière, ni cidre. Terminer les deux repas de midi et du soir par une tasse de camomille très chaude.

Régime alimentaire de l'obésité.

L'obèse doit avoir comme règles principales : boire peu, s'abstenir de boissons fermentées, d'aliments gras, sucrés et féculents ; manger de tout très modérément, saler peu les aliments.

Régime d'Ebstein. — *Petit déjeuner* : avec 250 gr. d'infusion de thé noir, sans lait ni sucre, et 50 grammes de pain grillé et beurré.

Déjeuner : composé d'un potage gras ou maigre, de 120 grammes de bœuf, d'une petite quantité de légumes verts, arrosé de deux verres de vin blanc et d'une tasse de thé après le repas.

Diner : une tasse de thé, un œuf ou 100 grammes de viande rôtie ou de jambon, 30 grammes de pain beurré.

Regime d'Œrtel. — *Petit déjeuner* : 150 grammes de thé ou de café avec 75 grammes de pain.

Déjeuner : 100 grammes de soupe, 200 grammes de viande, légumes verts à volonté, 25 grammes de pain; comme dessert : 100 à 120 grammes de fruits, de préférence frais; pas ou peu de boisson ; 250 grammes de vin léger au plus.

Goûter : une tasse de thé ou de café, sans pain ou avec un peu de pain.

Dîner : un ou deux œufs à la coque; 150 grammes de viande, 25 grammes de pain, quelquefois un peu de fromage ou de fruits; 250 grammes de vin.

IV. — INDICATIONS DE LA CURE DE DIURÈSE

1. — Affections de l'appareil urinaire.

Albuminuries.

Albuminurie phosphaturique. — Due à la destruction des globules rouges du sang et à la fatigue nerveuse qui entraîne la déphosphatisation. Elle est causée par le surmenage et par une alimentation trop riche en matières azotées.

Albuminurie des obèses. — Due à la surcharge graisseuse du cœur et à la congestion hépatique.

Albuminurie hépatique ou goutteuse. — S'observe chez les malades ayant comme antécédents la goutte ou l'arthritisme avec foie augmenté de volume, oligurie, urines très chargées en oxalate de chaux, acide urique, urates. Le rein est encombré et irrité par ces différents sels.

Albuminurie des tranchées. — Causée par le froid humide, la fatigue, l'alimentation azotée qui déterminent de la congestion rénale et de l'albumine.

Albuminurie des prostatiques. — L'albumine provient des sécrétions de la prostate.

Albuminurie gravidique. — Elle n'est le plus souvent que la manifestation d'une néphrite légère.

Albuminurie légère des vieillards, non accompagnée

de dyspnée nocturne. — S'observe chez de vieux goutteux dont l'urine renferme, depuis longtemps, des traces d'albumine.

Albuminurie arthritique. — Elle est peu abondante, il n'y a pas d'hypertension artérielle, l'urine est de densité normale, renferme en excès de l'acide urique et de l'acide oxalique ; les chlorures sont normaux.

Albuminurie cholémique. — Chez les cholémiques, l'hyperfonctionnement du foie favorise le passage de l'albumine à travers le rein en état de moindre résistance.

Dans tous ces cas, la cure de diurèse régularise les échanges phosphorés, fluidifie la sécrétion biliaire, favorise une meilleure utilisation de l'azote, combat l'oligurie et entraîne les sables qui encombrent les canalicules rénaux.

Brightiques chez lesquels la perméabilité rénale reste bonne. — Il est admis, depuis longtemps, que toute cure hydrique doit être prohibée dans les néphrites mixtes, mais l'observation courante nous montre souvent une amélioration de ces néphrites sous l'influence de la cure de diurèse. Elle ne doit être prescrite, cependant, que sous bénéfice de contrôle du fonctionnement rénal.

Pyélonéphrites.

Une contusion, une rétention d'urine, un calcul primitif peuvent les produire, mais la presque totalité des pyélonéphrites est causée par une infection microbienne. Ces microbes arrivent aux reins par des voies différentes :

1° *Par voie ascendante* : Les microbes, renfermés dans la vessie, gagnent le rein en empruntant la voie urétérale ; il faut, il est vrai, que les uretères soient dilatés et s'ouvrent largement dans la vessie, qu'un spasme vésical force le sphincter urétéral ou bien que l'infection vésicale gagne de proche en proche la muqueuse urétérale.

2° *Par voie descendante* : Chez certains sujets, atteints de rétrécissements, de périurétrite, de rétention vésicale, de cystite, l'infection pénètre dans le sang par ces diverses voies et va frapper le rein.

3° *Par voie lymphatique* : Les microbes de l'intestin arriveraient par les voies lymphatiques aux ganglions de la capsule du rein qui communiquent largement avec les lymphatiques du rein. Ce mode de propagation est surtout possible du côté droit.

4° *Par contiguité* : Un abcès du foie, une appendicite, une périnéphrite peuvent facilement infecter le rein par suite de causes adjuvantes : traumatisme, congestion active, présence d'un calcul.

La pyélonéphrite présente la symptomatologie suivante : les reins, frappés dans leur fonctionnement, doivent, pour éliminer la quantité normale d'urée et de sels, excréter une plus grande quantité d'eau, aussi la polyurie peut elle atteindre trois litres par 24 heures. Les urines contiennent du pus en plus ou moins grande abondance, peu d'albumine et ne se clarifient pas par le repos. Il y a de la pollakiurie nocturne sans cystite. Les reins ne sont ni perceptibles ni douloureux, le point pyélo-urétéral de Bazy est seul nettement sensible. Ces différents symptômes sont toujours accompagnés de troubles digestifs : vomissements, diarrhée, inappétence qui conduisent souvent les malades à la cachexie urinaire et à la mort.

Pyélonéphrite de la grossesse. — Elle est produite : 1° par la compression de l'uretère ; 2° par le colibacille à la faveur d'une constipation opiniâtre. Elle intéresse de préférence le rein droit.

Bar les divise en *présuppuratives* (les urines renferment des bacilles, mais elles ne sont pas purulentes; il y a fièvre continue), et en *suppuratives* (caractérisées par de la pyurie, de la fièvre, des douleurs lombaires, des phénomènes vésicaux).

Pyélonéphrite d'origine calculeuse. — Un calcul rénal exerce des frottements et des contusions de la muqueuse ; une infection générale, une cystite peuvent facilement inoculer cette muqueuse en état de moindre résistance et créer la pyélonéphrite calculeuse. Dans ce cas, l'infection se localise d'abord au bassinet, puis elle gagne de proche en proche et atteint le parenchyme.

M. Boursier (de Contréxeville), a montré au XIXe Congrès d'Urologie (8-11 octobre 1919), que les eaux diurétiques sont indiquées pour le traitement des pyélonéphrites calculeuses. Elles provoquent l'expulsion des petits calculs, modifient les urines qu'elles rendent moins irritantes, qu'elles ramènent à l'acidité quand elles sont alcalines et, par suite, combattent l'inflammation entretenue par la présence des calculs et arrêtent la formation phosphatique. Elles jouissent de propriétés antiseptiques et anticongestives.

De son côté, M. Mousseaux (de Vittel) a montré, au même Congrès, que le traitement hydrominéral, dans les pyélonéphrites agit, non seulement par un lavage mécanique du bassinet, s'exerçant dans le sens du courant urinaire, mais aussi par des modifications plus profondes de l'épithélium malade qui, après décapage, tend à se rénover plus rapidement, selon un type plus normal. Aussi s'adresse t-il à toutes les formes de pyélite, sauf, bien entendu, aux périodes aigües, mais les résultats sont d'autant meilleurs que l'affection sera plus récente et plus superficielle.

Lithiase rénale.

La lithiase rénale est la précipitation, aboutissant à la formation de calculs, des sels de l'urine dissous à l'état normal. Cette lithiase peut être primitive ou secondaire. Dans le premier cas, elle se produit en dehors de toute infection; dans le deuxième cas, elle a pour point de départ, la transformation ammoniacale des urines dans un rein qui suppure.

Plusieurs facteurs semblent la favoriser :

1° L'alimentation : si elle est trop copieuse ou trop riche en nucléoprotéides. Les nucléoprotéides se dédoublent, sous l'action de l'acide chlorhydrique en présence de pepsine, en une nucléine, composé phosphoré, et une substance albumineuse, riche en soufre. La nucléine, à son tour, traitée par un alcali, se dédouble en substance albumineuse et acides nucléiniques.

Les acides nucléiniques, composés phosphorés, mais non sulfurés, soumis à l'action des acides minéraux, sont décomposés, notamment en bases nucléiniques ou bases xanthiques ou bases puriques (xanthine, guanine, hypoxanthine et adénine); or il existe dans l'organisme des diastases capables de transformer la guanine et l'adénine en xanthine et hypoxanthine avec libération d'ammoniaque. Il existe, aussi, une diastase capable d'oxyder l'hypoxanthine et d'engendrer de la xanthine ; la xanthine à son tour, est oxydée par une autre diastase et fournit de l'acide urique.

Chez un individu normal, dont les échanges métaboliques sont bien réglés, les nucléines sont dédoublées en bases xanthiques, qui, par oxydation, donnent de l'acide urique et de l'acide thymique ou thyminique. Or cet acide thyminique possède la propriété de dissoudre une proportion d'acide urique supérieure à son propre poids. C'est dire qu'à l'état normal, l'organisme accompagne toujours la formation d'acide urique de son dissolvant naturel. Chez les arthritiques, au contraire, l'acide thyminique ferait défaut.

2° L'hérédité.

3° Le peu d'exercice.

On distingue quatre sortes principales de gravelle.

a) *Gravelle urique.* — L'acide urique se trouve dans l'urine surtout à l'état d'urate neutre de soude peu soluble. Si l'urine devient hyperacide ou trop concentrée, cet urate neutre de soude se précipite.

b) *Gravelle phosphatique.* — Elle s'observe chez les végétariens ou chez ceux qui abusent d'eaux minérales bicarbonatées. L'urine est neutre ou alcaline. Les phosphates alcalino-terreux (Ca, Mg) provenant de l'oxydation, dans les tissus, des lécithines et des nucléoprotéides, sont précipités à l'état de phosphates bicalciques, tricalciques, bimagnésiens, trimagnésiens insolubles.

c) *Gravelle oxalique.* — L'acide oxalique provient de l'acide urique par oxydation.

$$\underset{\text{acide urique}}{C^5H^4N^4O^3} + O + H^2O = \underset{\text{alloxane}}{C^4H^2N^2O^4} + \underset{\text{urée}}{CO(NH^2)^2}$$

l'alloxane oxydé à son tour donne :

$$C^4H^2N^2O^4 + O = \underset{\text{acide parabanique}}{C^3H^2N^2O^3} + CO$$

l'acide parabanique, par hydratation donne :

$$C^3H^2N^2O^3 + H^2O = C^3H^4N^2O^4$$
acide oxalurique

puis :

$$C^3H^4N^2O^4 + H^2O = CO(NH^2)^2 + C^2O^4H^2$$
urée acide oxalique

La gravelle oxalique se montre au cours de la décalcification de l'organisme par suite de la précipitation de l'acide oxalique par la chaux qui forme avec lui un oxalate de chaux peu soluble.

d) *Gravelle cystineuse.* — L'urine de certains individus, en dehors de tout état morbide et durant toute la vie, contient de la cystine (corps rangé parmi les amino-acides sulfurés). Lorsque cette cystine est en trop grande abondance, il se forme des dépôts blanchâtres, lisses ou granuleux dont la constance rappelle celle de la paraffine refroidie.

Pour que la gravelle se produise, il faut, donc, un changement dans la réaction de l'urine, mais il faut aussi, condition non moins indispensable, la présence d'un noyau organique, point de départ de la concrétion. Le noyau provient soit des cellules épithéliales des tubes urinifères, mortifiés au contact des cristaux d'urates ou d'oxalates, soit d'hématies, à la suite de légères hématuries, décelables seulement au microscope ou par le réactif de Meyer ou de Fleig. La lithiase, quelle que soit sa nature, peut donc exister en dehors de tout état d'infection : c'est la lithiase primitive. La lithiase secondaire, au contraire, se produit par suite de la suppuration des diverses portions de l'appareil urinaire et de la transformation ammoniacale des urines. La précipitation se fait soit autour d'un noyau préexistant (d'où les concrétions mixtes), soit autour d'un grumeau de pus.

Certains malades portent des calculs dans leur rein, depuis de nombreuses années sans que jamais ils aient eu à en souffrir. Dans ce cas il n'y a pas d'infection. La concrétion est, de plus, fortement enclavée dans un calice (aucun mouvement ne peut la déplacer) et ses prolongements ne viennent pas obturer l'embouchure de l'uretère. Mais, le plus communément, les calculs se manifestent par certains symptômes, tels que :

1° La néphralgie, siégeant dans toute la région costo-lombo-iliaque, réveillée ou exagérée par les secousses, calmée, ordinairement par le repos. Il y a, aussi, des douleurs irradiées vers le testicule, les grandes lèvres, le bassin, le membre inférieur (trajet du nerf sciatique).

2° L'hématurie, plus ou mois abondante, souvent microscopique, occasionnée par la fatigue, la marche ou les secousses.

3° Les phénomènes réflexes : ce sont le réflexe réno-rénal (calcul du rein droit se manifestant par des douleurs lombaires gauches), le réflexe réno-vésical (fréquence des mictions, dysurie, ténesme) cessant après l'extraction du calcul rénal.

Nous ne ferons qu'énumérer les accidents auxquels sont exposés les lithiasiques : accidents de migration (colique néphrétique) ; accidents d'obstruction (hydronéphrose ou anurie calculeuse) ; accidents d'infection (pyélonéphrite calculeuse).

Lithiase urétérale. — La lithiase urétérale autochtone est rare ; elle est causée, alors, par un rétrécissement de l'uretère qui favorise la précipitation des sels de l'urine. Mais, généralement, les calculs naissent dans le rein et s'acheminent dans l'uretère où ils peuvent être retenus par plusieurs causes :

1° Du fait des dimensions du calcul supérieures au calibre de l'uretère,

2° Du fait d'un rétrécissement du conduit urétéral (en dehors des deux points juxta-rénal et juxta-vésical, normalement rétrécis), ce rétrécissement étant dû à une sténose cicatricielle, par exemple,

3° Du fait d'un diverticule urétéral dans lequel le calcul vient s'enchatonner.

Le calcul urétéral ressemble à un noyau d'olive. Il présente une symptomatologie différente suivant le niveau où il se trouve. S'il est dans le voisinage du rein, il provoquera des douleurs dans la région costo-iliaque. S'il est arrêté au niveau du retrécissement juxta-vésical, il causera des douleurs vésicales (brûlures, hématuries) et testiculaires, de la lourdeur dans le périnée, de la gêne douloureuse au moment de la défécation. Dans ce cas, en effet, il presse sur la vessie, les vésicules séminales, les canaux déférents et le rectum. S'il se trouve dans l'uretère intravésical, la symptomatologie sera identique à celle de la lithiase vésicale.

Les calculs urétéraux entraînent la dilatation, parfois considérable, de la partie supérieure de l'uretère, l'uronéphrose et, s'il y a infection, la pyonéphrose. Notre Maître, le Professeur Jeanbrau, a montré, dans son rapport au congrès d'Urologie de 1909 que « tout calcul de l'uretère poursuit la destruction du rein qui l'a formé et prépare l'anurie pour le jour où surviendra l'oblitération de l'uretère opposé. »

Lithiase vésicale. — Les calculs vésicaux peuvent être primitifs ou secondaires, suivant qu'ils se forment en dehors de toute suppuration ou qu'ils résultent de la fermentation ammoniacale des urines.

Les calculs primitifs sont formés d'urates, d'oxalates; ils proviennent du rein. Quelquefois ils sont dus à la gravelle phosphatique, chez les gens qui ont une alimentation végétale ou qui abusent d'eaux bicarbonatées. Les calculs secondaires sont dus à des phosphates ammoniaco-magnésiens insolubles, se déposant autour d'un grumeau de pus ou de fibrine.

Ils présentent les caractères suivants : ils peuvent être uniques ou multiples, de poids variable, de forme ovoïde ou aplatie; ils sont lisses (calculs d'urate) ou hérissés de pointes (calculs d'oxalate). Leur couleur est jaune (urates), noirâtre (oxalates), blanchâtre (phosphates). Leur consistance est variable.

Ils affectent avec la vessie des rapports différents, suivant leur siège. Certains restent en liberté, d'autres se développent dans un diverticule, d'autres sont profondément retenus dans une cellule vésicale, d'autres, enfin, se logent dans l'urètre prostatique.

La présence d'un calcul irrite la vessie qui s'hypertrophie. Aucun incident, cependant, n'intervient tant que l'infection reste absente.

La lithiase vésicale présente la symptomatologie suivante : à une période de tolérance, quelquefois d'une très longue durée, succède une hématurie, à la suite d'une longue marche, de secousses, de trépidations. Elle est ordinairement peu abondante, terminale et cesse par le repos. Il peut y avoir douleur, sensation de pesanteur dans le bas-fond ou lancements à l'extrémité du pénis. La douleur est réveillée par une secousse, suivie, ordinairement, du besoin impérieux d'uriner; elle est surtout manifeste à la fin de la miction, c'est-à-dire, au moment où la vessie se contracte sur le calcul. Quelquefois, le calcul, se mettant devant l'orifice du col, interrompt brusquement le jet, ou bien, la pierre, s'engageant dans le col, s'oppose à tout écoulement de liquide et entraine la rétention d'urine, ou bien, encore, l'obstruction étant incomplète, l'orifice du col ne peut se refermer et il y a ainsi incontinence d'urine.

A cette phase des troubles fonctionnels, les malades ont des urines limpides, ils rejettent à chaque miction, des sables et même de petits calculs. Lorsque cette expulsion cesse, les sables s'accumulent dans la vessie « qui ne charrie pas, bâtit. » (Guyon).

A un stade plus avancé, la cystite s'installe. Elle est caractérisée par des phénomènes douloureux très intenses, par la transformation ammoniacale des urines et par l'inefficacité des traitements institués.

La cure de diurèse provoque un courant d'eau qui entraîne les concrétions et les dépôts, formés dans les tubes rénaux et le bassinet. Elle crée des contractions des tuniques de l'uretère et de la vessie et favorise, ainsi, l'élimination par les voies naturelles de calculs de volume quelquefois assez important.

Elle trouve, encore, ses indications dans les cystites et urétrites chroniques. L'eau minérale déterge les muqueuses, délaie les mucosités, amorces de calculs, permet leur expulsion et rénove, en quelque sorte, les points sur lesquels elle agit.

2. — Affections du foie.

Cirrhose biliaire.

Elle se caractérise par l'ictère chronique, l'absence d'ascite ou de circulation veineuse abdominale collatérale.

Au début, on observe du prurit, des poussées urticariennes, des troubles gastro-intestinaux, du gonflement du ventre, de la fièvre. L'ictère apparaît à la suite de chagrins, d'émotions, d'excès alimentaires. La maladie installée, l'ictère devient permanent, les matières fécales ne sont pas décolorées, les urines prennent une coloration particulière; elles sont bilieuses. La polyurie est constante, de même que l'azoturie, l'indicanurie et l'urobilinurie. Le foie et la rate sont hypertrophiés. Les fonctions digestives sont, en général, normales; cependant, il y a quelquefois, de la dyspepsie hyperpeptique. Les articulations sont douloureuses; les doigts (doigts hippocratiques), les mains et les pieds sont déformés par suite d'infiltrations œdémateuses.

On explique ces troubles par l'action d'agents infectieux, exogènes ou endogènes, agissant sur un terrain prédisposé.

Cirrhoses calculeuses. — La rétention aseptique, par lithiase, s'accompagne de dilatation des voies biliaires avec atrophie du parenchyme hépatique; mais la rétention septique provoque la cirrhose.

Il y a hypertrophie, peu accentuée, du foie et de la rate, ictère chronique, décoloration des matières fécales, pas d'ascite. On note des accès fébriles et une cachexie plus ou moins accentuée. La mort peut survenir par ictère grave.

Cirrhoses hypertrophiques des goutteux. — Il y a sclérose porto-biliaire, qui gagne peu à peu les rangées de cellules hépatiques mais sans les altérer. Le foie s'hypertrophie à la suite de poussées congestives successives.

On ne note ni ascite, ni ictère, ni circulation complémentaire.

Lithiase biliaire. — Pour Glénard, l'hépatisme en serait le fondement : il expliquerait la dyspepsie, le diabète, l'obésité et la lithiase. Pour Gilbert et Lereboullet, la cholémie familiale en serait le point de départ.

La lithiase naît de la stagnation de la bile dans les voies hépatiques et de l'infection, exogène ou endogene de la vésicule biliaire évoluant sur un terrain prédisposé. Elle est latente, se révèle par de la cystalgie ou par le syndrome colique hépatique, indice de la mobilisation du calcul. Deux alternatives peuvent alors se présenter : 1° le calcul gagne le cholédoque ; 2° il esquisse une tentative de migration et reste dans la vésicule.

La lithiase biliaire est une des nombreuses manifestations diathésiques parmi lesquelles se rangent : l'obésité, le rhumatisme d'Heberden, l'asthme, les maladies arthritiques.

Ictères. — Ils sont, le plus souvent, secondaires. Pour les expliquer, Hanot prétend que la cellule hépatique est en état de moindre résistance. Gilbert et Lereboullet y voient une auto-infection évoluant sur un terrain prédisposé par l'hérédité.

Les ictères peuvent avoir comme facteurs étiologiques :

a) *Une cause mécanique.* — Une impulsion morale.

b) *Certains poisons.* — La toluylène-diamine, l'acide pyrogallique, l'essence d'aniline (agissant sur le sang et sur la cellule hépatique) ; le phosphore, l'alcool, le chloroforme, l'éther, le mercure, le cuivre, l'arsenic, le plomb (ayant une prédisposition particulière pour la cellule hépatique).

c) *Les écarts de régime.* — L'ingestion de boissons alcooliques.

d) *Un élément infectieux.* — Soit exogène (eau souillée, aliments de mauvaise qualité), soit spécifique (bacilles ictérogènes, capsulatus de Banti, bacillus botulinus de Van Ermengen, bacille d'Eberth, l'hématozoaire de Laveran, le tréponème, les agents de la fièvre jaune et de la dysenterie amibienne, les bacilles paratyphoïdes), soit une infection aiguë, quelconque.

Comment se produit l'ictère? Plusieurs théories cherchent à l'expliquer :

Théorie hépatique. — Il y aurait dissociation des travées hépatiques, destruction des cellules qui seraient remplacées par des gouttelettes de graisse.

Théorie rénale. — La cellule rénale étant primitivement frappée, ne laisserait plus passer les poisons et ceux-ci iraient s'attaquer à la cellule rénale.

Théorie de l'auto-infection. — La toxi-infection agirait sur un terrain prédisposé en frappant la cellule hépatique et les autres cellules de l'organisme (le rein par exemple).

Cholémie simple familiale. — On a pu dire qu'elle était plus un tempérament qu'une maladie.

Le cholémique présente, ordinairement, des xanthodermies, ses urines renferment de l'urobilinurie, il a de l'hypoazoturie et de la glycosurie alimentaire. C'est, très souvent, un dyspeptique hyperpeptique; il a des hématémèses, des flux bilieux, de l'entérite, des hémorroïdes, de la constipation. Il fait facilement de l'hypocondrie, de la mélanodermie, de la neurasthénie, de l'impuissance génitale. Pour la plus petite cause, il a du prurit, de l'urticaire, de l'albuminurie intermittente cyclique, des douleurs rhumatismales, des hémorragies, de l'hémophilie, de la bradycardie, de l'inversion thermique.

Sur le terrain cholémique se développent : la lithiase, la cirrhose et l'ictère.

Dans les maladies du foie, la cure de diurèse provoque un lavage de l'économie et active le fonctionnement rénal. Elle entraîne les produits toxiques dont est chargé l'organisme et protége ainsi la cellule hépatique. Celle-ci est excitée. La fonction du foie est soulagée par la dérivation qui se fait sur le rein.

La vésicule biliaire devient plus tolérante pour le calcul et la bile, produite en plus grande abondance, en favorise la migration. Sous l'effet du traitement, on voit se produire, assez souvent, pendant ou après la cure, une crise accompagnée de douleurs et d'ictère indiquant la migration et l'expulsion du calcul.

Chauffard a prétendu que le traitement chirurgical de la cholélithiase ne devrait pas exister et que la simple médication suffirait à la guérir. Parmi les agents de cette médication, la cure de diurèse occupe, à bon droit, une place importante.

3. — Rhumatisme dyscrasique ou toxique : rhumatisme goutteux.

On se trouve en présence de manifestations provenant d'une intoxication endogène, comme la goutte, ou d'une intoxication exogène comme le plomb et l'alcool. Il y a une relation très nette entre ce rhumatisme et les manifestations de l'arthritisme : asthme, lithiase biliaire ou diabète.

Dans le cortège des phénomènes symptomatiques, on trouve, en effet, l'hypertension artérielle, les températures subnormales, le catarrhe gastrique, les phénomènes vésicaux ou intestinaux, les vertiges, les congestions céphaliques, les accès de tachycardie et de palpitations, la neurasthénie, l'aortite, les œdèmes localisés (pseudo-lipomes sus-claviculaires de Potain, par exemple).

Dans le rhumatisme dyscrasique, contrairement à ce qui se passe dans le rhumatisme chronique, le cartilage articulaire est intact et on y trouve des tâches blanchâtres, constituant des ostéophytes, de nature uratique.

Les urines sont hypotoxiques, il existe, cependant, un certain degré d'azoturie, tenant à ce que ces malades sont, le plus souvent, de gros mangeurs. Le sang contient des éosinophiles que l'on rencontre également, chez les asthmatiques et chez les malades atteints de psoriasis. G. Roux prétend que ce sont des organites frappés de mort et Widal pense que leur présence dénote une nutrition retardante.

Si l'on vient à appliquer un cataplasme à ces malades, on trouve dans la sérosité qui s'est développée à sa surface, de l'urate de soude et de nombreux cristaux d'oxalate de chaux. Ces malades sont donc des uricémiques, à mauvais fonctionnement cutané. Il se passerait chez eux, ce qui se passe chez les oiseaux, qui excrétent de l'acide urique après avoir absorbé de l'urée ; ou bien, les troubles uricémiques pourraient être sous la dépendance de troubles digestifs : l'acide lactique, né des fermentations gastriques, se combinerait à l'urée en excès et réaliserait la synthèse classique de l'acide urique.

Dans cette catégorie de rhumatisme dyscrasique, se rangent : les arthrites sèches — arthrites de la ménopause — nodosités d'Heberden — arthr[illegible]ies gastriques ; arthropathies biliaires ; arthropathies de la néphrite interstitielle ; rhumatisme chronique simple de Besnier.

4. — Neuro-arthritiques et goutteux.

Candidats à la goutte ou neuro-arthritiques avec lithiases. — Si on suit le candidat à la goutte depuis son jeune âge, on observe qu'il se refroidit et s'enrhume facilement. Il a des bronchites multiples, de l'incontinence nocturne d'urine, il est sujet à la constipation et aux éruptions cutanées. Ensuite, il a des pertes séminales, des épistaxis, des maux de tête, un mauvais fonctionnement de l'estomac. Plus tard, il sera traité pour une blennorragie rebelle. Plus tard, encore : « la dyspepsie s'accuse en gardant ces mêmes caractères, mais elle est plus permanente : l'appétit est conservé, souvent exagéré le matin, il est moindre aux repas du soir. La langue est sale, constamment saburrale, large et épaisse. La peau perd sa transparence, prend un teint terreux et jaunâtre. Il y a souvent de la pesanteur dans l'hypocondre droit, sans signe de congestion du foie. La goutte est proche. Le caractère du malade se modifie ; il devient irritable, impatient, agressif, son intelligence est obtuse, la faculté d'attention est diminuée, la mémoire amoindrie, le travail devient difficile et même impossible » (Bouchard).

Sequelles de goutte articulaire. — Il s'agit de malades chez lesquels les articulations sont gonflées, douloureuses et dont les mouvements sont très limités par suite de dépôts d'urate de soude.

Goutteux cardio-rénaux. — On trouve, dans leurs antécédents, des épistaxis, des palpitations cardiaques, des accès de fausse angine de poitrine. Ce sont des hypertendus polyuriques qui urinent beaucoup la nuit et dont les urines sont peu chargées en urée et acide urique.

Goutte saturnine. — Elle s'observe chez des sujets exerçant des professions exposées au saturnisme ou chez des alcooliques. L'accès débute par une colique de plomb, sans localisation bien précise. Aux accès suivants, l'envahissement successif des autres articulations se fait. Ces accès ne s'accompagnent pas de réaction fébrile, mais tendent à la chronicité : il y a de bonne heure des tophi. Sous l'influence du plomb, l'anémie se produit vite par suite de la destruction des globules sanguins ; les reins sont touchés et la mort peut survenir par insuffisance rénale.

Chez tous ces malades, neuro-arthritiques ou atteints de rhumatisme dyscrasique, l'action de la cure de diurèse se manifeste :

a) *Sur l'estomac* : par les sécrétions physiologiques, les contractions qui sont augmentées.

b) *Sur les reins*, par une polyurie marquée.

c) *Sur le foie*, par une sécrétion biliaire plus accentuée.

d) *Sur les intestins*, par une régularisation des selles.

En cours de cure, on note une élimination marquée des sels normalement contenus dans l'urine : urée, matières extractives, acide urique, acide oxalique ; en revanche, l'excrétion des produits xantho-uriques est notablement diminuée. L'hypertension artérielle baisse.

5. — Troubles gastro-intestinaux secondaires.

Dyspepsie des obèses. — L'obèse a de très grandes réserves fournies, surtout, par des chlorures. C'est, très souvent, un hypertendu qui retirera les plus grands bienfaits de la cure de diurèse par la décharge de chlorures et l'abaissement de la pression artérielle qu'elle entraîne.

Dyspepsie des goutteux. — Les goutteux surmènent leur estomac par la grande quantité d'aliments et de boissons qu'ils y introduisent. Chez eux, la cure de diurèse agit sur la diathèse, cause de tous les accidents.

Troubles gastro-intestinaux des urinaires. — Claude Bernard a montré que l'urée augmente dans le sang si on vient à supprimer les reins et que cette augmentation de l'urée sanguine s'accompagne de vomissements, de diarrhée et d'inappétence. Dans ce cas, les sécrétions gastriques et intestinales renfermeraient de l'ammoniaque, sous forme de combinaison saline, phénomène de défense, tendant à suppléer l'excrétion urinaire.

Les troubles digestifs des urinaires se présentent sous des formes multiples : « Vous trouverez des dyspepsies simples, des migraines, des embarras gastriques, l'état nauséeux, le dégoût, les vomissements, la diarrhée, la constipation. Ces divers symptômes peuvent évoluer isolément, diminuer ou s'aggraver, selon les circonstances. Les vomissements, la diarrhée tiennent, chez plus d'un malade, le trait dominant qui tout à la fois accuse la forme morbide et donne la mesure de son importance et de sa gravité. Chez d'autres, ce sera l'embarras gastrique, l'inappétence habituelle, la céphalalgie, la migraine, la constipation qui seront plus particulièrement accusés. Ces symptômes qui ne sont que des manifestations diverses du même état pathologique, pourront exister isolément, s'associer ou se substituer l'un à l'autre » (Guyon).

On les rencontre surtout :

a) *Chez les malades atteints de pyélonéphrite.*

b) *Chez les rétrécis* : ils sont précoces, passant longtemps inaperçus, ne se révélant que par une perte progressive de l'appétit et par des indigestions. Puis s'installent l'inappétence presque totale, la pesanteur stomacale et les régurgitations. Quelquefois il y simplement des vomissements alimentaires ou glaireux entraînant la maigreur. Ces différents troubles disparaissent complètement par l'opération.

c) *Chez les rétentionnistes chroniques sans distension*; « il existe une intoxication latente, la tension de la vessie et celle du rein en sont la véritable cause; la tension intra-rénale met obstacle à la complète élimination des matériaux toxiques de l'urine » (Guyon). On observe chez eux la diarrhée tenace ou la constipation coïncidant avec les manifestations dyspeptiques — ces troubles gastro-intestinaux reconnaissent pour cause l'empoisonnement urineux, causé par le mauvais fonctionnement rénal.

La cure de diurèse a pour effet de stimuler le fonctionnement rénal. Chacune des cellules du rein est sollicitée à un meilleur rendement. Dès que le rein s'ouvre, il se produit un passage abondant d'eau qui entraîne l'urée et les produits toxiques accumulés dans le sang, qui balaie les déchets accumulés sur les muqueuses rénale, urétérale et vésicale dont la résorption contribue à entretenir les accidents d'infection : ces muqueuses sont ainsi vivifiées.

6. — Présclérose.

Dans son étude sur l'artériosclérose, Huchard considère quatre phases successives : la phase artérielle, la phase cardio-artérielle, la phase mitro-artérielle, la phase cardio-ectasique.

La phase artérielle ou présclérose est caractérisée « par un état d'hypertension vasculaire et de vaso-constriction, en l'absence de toute lésion ou quand la lésion n'a envahi que les vaisseaux, sans pénétrer dans l'intimité des organes » (Huchard).

Cet état est causé par les déchets de l'organisme : chlorures, acide urique, bases xanthiques, dont l'élimination ne se fait que très imparfaitement. Les malades atteints de présclérose présentent souvent, dans leurs antécédents héréditaires, la goutte ; ce sont de grands mangeurs et de grands fumeurs, des surmenés dont l'organisme cesse peu à peu d'offrir la résistance habituelle. Leur teint est terreux, les sclérotiques sont subictériques, ils se plaignent de céphalée, d'insomnie, de froid aux pieds et aux genoux. Ils font facilement de la dyspnée d'effort, ont des battements cardiaques violents qui se propagent aux vaisseaux de la tête et qui gênent leur sommeil. Chez eux, le pouls est stable (Huchard), la tension artérielle élevée. A l'auscultation, le cœur est bondissant. Les urines sont pâles, peu denses, pauvres en urée, sans albumine.

Chez eux, la cure de diurèse a pour effet de combattre l'hypertension et de favoriser l'élimination des produits toxiques qui encombrent l'organisme.

7. — Obèses.

L'obésité est, elle aussi, le résultat d'une intoxication causée par la mauvaise combustion des produits alimentaires. Les déchets, produits en grand nombre, peuvent, pendant longtemps, ne pas causer d'accidents parce qu'ils se trouvent emprisonnés, avec la graisse, dans les mailles du tissu conjonctif.

Les obèses sont souvent des cardio-rénaux, avec bruit de galop et hypertension artérielle, des lithiasiques avec sclérose rénale et dilatation du cœur droit. Ils ont, parfois, une soif très vive causée, d'après Martinet, par une viscosité sanguine exagérée.

Chez eux, la cure de diurèse visera : la bonne élimination des déchets, l'hypertension et les manifestations lithiasiques existantes ou susceptibles de se produire. Bien conduite, elle favorisera la dilution sanguine, la sudation, la déperdition calorique, l'émination des chlorures, et, par suite, l'amaigrissement.

8. — Affections diverses.

La cure de diurèse trouve aussi ses indications : chez les *paludéens*, à complications rénales ; dans les *affections utéro-annexielles*, liées à certains troubles fonctionnels, comme l'arthritisme, la goutte, la gravelle, la présclérose ; dans les *eczémas à forme papulo-vésiculeuse*, dûs, d'après Brocq et Ayrignac au mauvais fonctionnement rénal et aux fermentations intestinales.

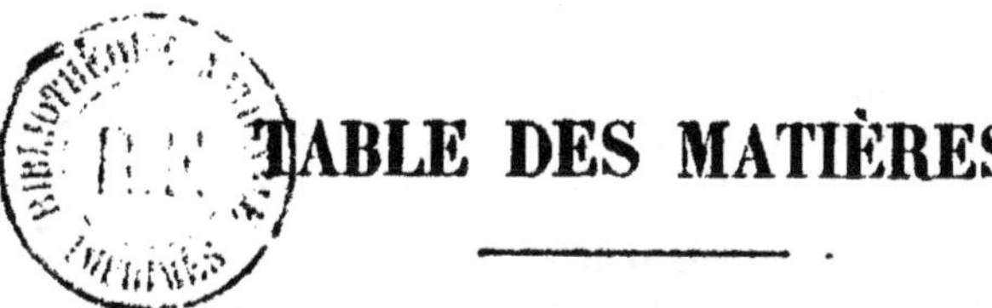

TABLE DES MATIÈRES

A LA MÊME LIBRAIRIE :

Maladies des Reins par les Drs Jeanselme, Chauffard, Ambard, professeurs des facultés de médecine de Paris et de Strasbourg, et Laederich, médecin des hopitaux de Paris. 2e *édition*, 1920, 1 vol. gr. in-8 de 462 p., avec 76 fig. (*Nouv. Traité de Médecine*), broché, 14 fr. Cartonné .... 19 fr.

Maladies de la nutrition. Goutte. Obésité. Diabète. par les Drs Richardière et Sicard, médecins des hôpitaux de Paris. 5e *tirage*, 1917, 1 vol. gr. in-8 de 400 p., avec 19 fig. (*Nouveau Traité de Médecine*), broché, 8 fr.; cart .... 13 fr.

Maladies infectieuses et diathésiques. Intoxications. Maladies du sang, par les Drs Dopter, professeur au Val-de-Grâce, Rathery et Ribierre, agrégés des hôpitaux de Paris. 1912. 1 vol. in-8 de 409 p., avec 92 fig. noires et coloriées. Broché. 16 fr., cart. 20 fr.

Maladies de l'Appareil respiratoire et de l'Appareil circulatoire, par les Drs Lœper, professeur agrégé à la Faculté de médecine de Paris, Josué, médecin des hôpitaux de Paris, Paisseau, médecin des hopitaux de Paris, et Paillard. 1914, 1 vol. in-8 de 717 pages avec 175 fig. noires et coloriées. Broché, 16 fr., cartonné .... 20 fr.

Les Maladies du Foie et leur traitement, par les Drs M. Garnier, P. Lereboullet, P. Carnot, Herscher, Villaret, Weil, médecins des hôpitaux de Paris, Chiray, Jomier, Lippmann, Ribot, anciens internes des hôpitaux de Paris. Préface du professeur Gilbert. 1910. 1 volume in-8 de 708 pages, avec 58 figures. 16 fr.

Thérapeutique Urinaire, Reins, Vessie, Uretère, Urètre, Organes génitaux de l'homme, par Ch. Achard, professeur, Marion, professeur agrégé, et Paisseau, médecin des hôpitaux de Paris. 1910. 1 vol. in-8 de 516 pages avec 204 figures (*Bibl. de Thérap. Gilbert et Carnot*), broché, 14 fr. cartonné .... 18 fr.

La Diathèse urique, par Henri Labbé. 1908. 1 vol. in-16, 96 pages, cart .... 2 fr. 50

Guide pratique d'Urologie clinique, par le Dr J. André. 1904. 1 vol. in-18 de 238 pages, avec figures, cartonné .... 5 fr.

Hématologie et Cytologie cliniques, par E. Lefas, ancien chef de laboratoire à la Faculté de Médecine de Paris. 2e *édition*, 1912, 1 vol. in-18 de 299 p., avec 22 fig. et 5 planches coloriées, broché, 5 fr., cartonné .... 7 fr.

Traité élémentaire de Physiologie par E. Gley, professeur au Collège de France, professeur agrégé de la Faculté de Médecine de Paris, membre de l'Académie de Médecine 4e *édition revue et corrigée* du Traité de Physiologie, de Mathias Duval et Gley, 1919, 2 vol. gr. in-8 de 1234 pages avec 302 figures .... 35 fr.

Ajouter 10 % pour frais de port et d'emballage.

LA ROCHE-SUR-YON — IMPRIMERIE CENTRALE DE L'OUEST.

www.ingramcontent.com/pod-product-compliance
Ingram Content Group UK Ltd.
Pitfield, Milton Keynes, MK11 3LW, UK
UKHW021600260726
13993UKWH00002B/958